抗炎自救

BODY ON FIRE

How Inflammation
Triggers Chronic Illness
and the Tools
We Have to Fight It

[美]
莫妮卡·阿加瓦尔
心脏病专家

[美]
乔蒂·拉奥
内科专家
著

陈珊珊（Tella）
临床营养师
译

修 复 你 的 免 疫 力

電子工業出版社
Publishing House of Electronics Industry
北京·BEIJING

版权贸易合同登记号　图字：01-2022-3047

图书在版编目（CIP）数据

抗炎自救：修复你的免疫力／（美）莫妮卡·阿加瓦尔，（美）乔蒂·拉奥著；陈珊珊译 . —北京：电子工业出版社，2022.9

书名原文：Body on fire: how inflammation triggers chronic illness and the tools we have to fight it

ISBN 978-7-121-43999-5

Ⅰ . ①抗… Ⅱ . ①莫… ②乔… ③陈… Ⅲ . ①免疫学 Ⅳ . ① R392

中国版本图书馆 CIP 数据核字（2022）第 129654 号

责任编辑：于　兰
印　　刷：三河市良远印务有限公司
装　　订：三河市良远印务有限公司
出版发行：电子工业出版社
　　　　　北京市海淀区万寿路 173 信箱　邮编：100036
开　　本：880×1230　1/32　印张：9.625　字数：231 千字
版　　次：2022 年 9 月第 1 版
印　　次：2024 年 12 月第 17 次印刷
定　　价：78.00 元

凡所购买电子工业出版社图书有缺损问题，请向购买书店调换。若书店售缺，请与本社发行部联系，联系及邮购电话：(010) 88254888，88258888。

质量投诉请发邮件至zlts@phei.com.cn，盗版侵权举报请发邮件至dbqq@phei.com.cn。

本书咨询联系方式：QQ1069038421，yul@phei.com.cn。

Your healthy journey begins here.

推荐序

找到治愈身体的新工具

我们生活在一个严重依赖现代医学，尤其是严重依赖药物管理疾病的世界。对于急性和棘手的问题，这些医疗方法确实具有巨大的价值，但它们对于由不健康的生活方式引发的慢性病通常用处不大。40多年来，我一直在寻找和研究替代疗法。在完成传统现代医学培训后，我环游世界，与不同文化背景的人一起生活，并学习他们的传统文化知识。大多数此类文化中的治疗体系都强调食物选择和睡眠的作用，并通过自然疗法、身心技巧和身心修行来维持和修复健康。而我教学和治疗所使用的整合医学，正是建立在将这其中的思想和技术与现代医学结合的基础上的。

这是一本引人入胜的书，讲述了两位资深医生莫妮卡·阿加瓦尔和乔蒂·拉奥的相似旅程。她们致力于寻找新的治疗工具，从而能够治愈整个身体而不仅仅治疗症状。2005年我第一次见到了莫妮卡医生，她是一位精力充沛、成就卓著的心脏病专家。

她的事业蒸蒸日上，她致力于为患者提供最好的治疗，但她已经开始意识到现代医学的局限性，并对替代疗法充满好奇。当她在2011年被诊断出患有类风湿性关节炎时，她开始认真寻找其他的治疗方法。莫妮卡医生坦诚地与我讨论了她那让人身体衰弱的疾病以及康复历程。她作为一名医生的思想转变，以及她学会将她的发现融入对患者的照护中，都给我留下了深刻的印象。她的经历带来的积极效果让我看到，在健康问题上是可以做不同选择，以及使用不同方法来控制的。

乔蒂医生是一位敬业的内科医生，她一直坚信治愈身体不能仅仅依靠吃药。而越来越多的人和她一样，开始与现代医学带来的挫败感做斗争。这促使她去学习针灸和功能医学来帮助她的患者。我钦佩她为创建综合内科而做出的不懈努力，这个实践也展示了非药物的治疗方式是如何改变我们的生活的。

由这两位医生共同创作的这本书，对于任何对更好的健康状态感兴趣的人来说，都是很有用的资源。作者解释了选择不正确的生活方式及各种危险因素是如何导致身体系统出现故障的，并提供了带有详细、实用的技巧的处方来修正它们。任何人都可以从这些建议中获得益处，它们只有积极效应，不会有糟糕的副作用。莫妮卡和乔蒂医生利用可获取的科学数据来支持自己的观点，即使在缺乏数据时也勇于表达，不吝发声。

我们知道，人类的健康不仅仅是由基因决定的。事实上，日常生活方式、环境的影响、压力因素以及如何应对这些因素共同决定了人类的健康结果。即使是被诊断患有相同疾病的人，他们生病的经历也不相同。因此治疗必须是个性化的——没有一种疗法可以适合所有人。改变生活方式带来的影响也因人而异，但我相信莫妮卡和乔蒂医生在本书中提供的信息和工具适用于所有人，可以作为我们实现理想健康的指南。

——安德鲁·威尔（Andrew Weil），医学博士

作者序

炎症

每个人只有一个身体，也只有一次生命。从出生到终老，人们对身体所做的一切都会对它产生不可磨灭的影响。人们年轻时相信自己是不可战胜的，总觉得给身体加点压力没什么大不了的，身体都能忍受，而且总能回到起跑线。人们一直任性地做着想做的事情而罔顾身体的感受，直到多年以后才能感受到影响。身体是可以应对压力的，它有压力激素（hormones）和相应的压力体系来帮助应对压力。人们的感官会因此被激活，同时会更加敏锐地感知到周遭的环境。免疫系统就像乘上了加速器，做好了应对攻击的准备。但是随着压力的持续增加，在某个节点，需求会超过身体储备的供给。身体只能供给这么多，最终，身体失衡。以上所说的压力来自许多外部因素，比如过度日晒、环境污染、睡眠不足、社会环境以及工作压力，还包括缺乏活动等。压力同时也来自人们摄入的食物，比如加工食品、工业时代的肉类和乳制品。

当身体失去平衡时，它就会变得敏感易激，容易发炎，我们称之为"上火（灼烧）的身体"。身体变得如此"兴奋"，以至于体内环境难以找到"舒适感"，因而免疫系统进入一种超速状态，从一个平衡受控的系统转变为一个狂野的、负担过重的系统，它开始伤害自己，开始攻击自己系统里的器官。慢慢地，炎症终会导致疾病。每个人的炎症表现都多少有所不同。有些人表现为各种胃部不适，如便秘、腹痛和腹泻；有些人则感到过度疲劳、体重增加和抑郁；还有些人会发展为自身免疫性疾病，如多发性硬化症、类风湿性关节炎和炎性肠病；更有部分人因此患上癌症和心脏病。起初人们感到身体不太对的时候，会咨询医生。而医生通常根据实验室检测的结果对照基准，认为没什么问题。在进一步的测试中，某些炎症标志物水平可能会升高，但也不是总在一开始时就升高。这些看起来正常的实验室检测结果给人一种虚假的安全感。最终，人们忽略掉种种迹象，或者因为这些迹象太不具备特性而使医生无法据此确诊。然后，人们生病了，并且完全想不明白它是如何发生的。

在生活中，人们的身体多少会被这样或那样的因素影响，而终究要为这些影响付出代价。正是出于这个原因，我们，一位心脏病专家和一位内科专家，决定要写这本书。我们生过病，完全明白那种感受，生病的迹象就在那儿，但是我们却像被蒙蔽了双眼，毫无头绪。这正是因为我们没有真正去关注问题本身。作为医生，我们首先从熟悉的药物中寻找答案。而当这些药物带来令人生厌的副作用和无法完全治愈的问题时，我们开始了寻找答案的旅程，去了解身体为什么会生病，我们可以做些什么来治愈它——真正地治愈它。多年来我们了解到，有很多方法可以让身体恢复平衡。除了药物，还有很多治疗方法可以治愈身体并减少体内炎症。我们写这本书是为了给予你治愈的希望，给予你知识和工具，去识别那些体内正在发生的"火灾"并扑灭它们。

治愈不是一项简单的任务，但却是值得的。作为医生，我们依然会持续提供药物，但在这里我们也会提供非药物形式的额外处方。这些处方是药物的有效补充，如果幸运的话，它们甚至可以让你停止服药。这在我们身上发生过，也在我们的许多患者身上发生过。在本书中，我们将提供全面而详细的研究，以及有关这些问题的尽可能详尽的数据。然而现实情况是，大部分数据都不是来自理想的随机对照实验。很少有研究将饮食与药物进行比较，究其原因，一是担心会阻碍治疗，二是担心研究资金会严重不足。通常，研究都是由制药公司资助的。制药公司需要实验，因为如果疾病和制药公司的药物之间存在正相关关系，医生就会开药，那制药公司就会赚钱。但这本书开出的处方不是药物，所以制药公司可能没有动力为不包括药物的解决方案提供资助。

我们为你提供尽可能多的数据和案例，以方便你做出自己的判断。其中的方法和工具能够，也应该与标准的医疗计划一起使用。尝试这些方法和工具，不需要你做什么涉险的改变。如果听从建议，你不会遭受药物的副作用，而正是这些非药物的处方扑灭了我们体内的"火灾"，改变了我们的生活。我们希望它们也能改变你的生活，能够赋予你力量去改变、治愈和平衡身体。

在开始阅读本书时，我们希望你能够先关注一下自己的感受，并记录下来。 参见表1，我们列出了一部分问题供你思考。如果你对这些问题中的任何一个回答是"是"，那么这本书就值得你花时间来阅读。

表1 你的感受是怎样的?

能量

✔ 是否感觉仿佛没有足够力气做日常想做的事?

✔ 是否在早晨醒来时感到疲倦?

✔ 是否觉得在午饭后有小睡一下的必要?

✔ 是否醒来有疼痛感? 或是在白天就会觉得疼痛?

生活方式

✔ 是否觉得没力气运动?

✔ 是否对于体重很焦虑?

✔ 是否觉得要服用的药物太多了?

✔ 是否总觉得需要多睡一会儿?

食物

✔ 进食后是否觉得疲累？疼痛感有没有加剧？

✔ 每一餐健康吗？它们看起来像真正的食物吗？是否经常从冷冻室拿吃的，或者就只是微波炉热一热？会自己做饭吗？

✔ 是否觉得没吃什么，但体重一直在增加？

✔ 便秘吗？是否几天才去一次厕所？

✔ 是否总想吃甜的？

心理

✔ 是否觉得这辈子的坏习惯，现在改变来不及了？

✔ 是否总感到焦虑？

✔ 是否记忆力不好，常常忘记把车停在哪里了？

✔ 晚间是否很难入睡，感觉脑子根本停不下来？

译者序

　　某日，编辑"扔给"我一本书，问我这本书如何。我翻了翻，又看了作者背景，我说，这是本好书，它关注了几乎所有我们谈论的关于体内健康状况的焦点问题。过两日编辑问我，珊珊，你愿意翻译这本书吗？

　　就这样，我接下了这本书的翻译。

　　整个翻译过程与我来讲，就像把自己的心路历程再次走了一遍。这里不得不提一下我的个人经历。我在生完孩子的第二年得了成人水痘。我还记得我去看医生的时候，医生说我有点低烧，但又不像带状疱疹，最后确诊是成人水痘。这对于一个打过水痘疫苗、没有任何基础病、健康指标一切正常、平常吃饭营养均衡的临床营养专业人来讲，简直不可思议。但是，它偏偏就发生了。

　　我也是从那之后开始思考，到底有什么方法可以真正提高我的免疫力，可以真正帮助那些需要健康帮助的人。所以在这本书中，对于作者的种种经历，我也感同身受。

其实，生活在中国的我们，对于药物之外的治愈方法应该体会更多。我们知道疾病不是靠吃药就可以治愈的，一个真正健康的身体，需要食物、情绪、运动，以及生活方式各个角度的配合才能成就。

希望这本书能够给看书的你们带来提升健康水平的新认知，也希望这本书能真正成为你手边的一本有用的工具书。

陈珊珊

2022 年 6 月 23 日，于上海

目录

第 1 章

权衡的艺术：
平衡，内部稳定和自稳态

自稳态：在面对压力的情况下，身体仍尽力创造内部稳定和平衡。身体需要平衡

自稳态是身体努力保持平衡、不过度消耗资源的状态，它是保持健康的基础。没有过多或过少的刺激，平衡，就是身体所渴望的，这对于保持健康、稳定、平静和没有疾病至关重要。

身体有许多维持体内平衡的适应性机制。在压力和创伤期，身体会激活各种激素使系统恢复平衡。日常活动也会触发这些自适应体系。但是如果人们常常让自己暴露在过多的刺激、过大的压力和过度使用的状态中，身体就会耗尽资源，无法维持自稳态，因此失去平衡——没有平衡，身体就会遭受疾病之苦。

压力来自很多地方，例如家庭和工作的压力，睡眠不足和过度刺激的压力，食物或者药物的压力，等等。在这个现代化的时代，人们被太多的外部刺激包围：人们通过电脑和手机不断地接收信息，互联网给人们的每个问题以答案，及时通知天气变化、重要新闻公告，传递交流用的电子邮件和文档。人们一直"移动"，社会总是"在线"。人们在床边手提电脑屏幕的"注视"下睡去，又在短信和社交软件通知的嗡嗡声中醒来。刺激是无法估量的。这些刺激带来的压力无时无刻不在影响着人们的身体，破坏着身体内部的稳态。因此，身体必须使用大量的体内资源来维稳，来保持平衡。但随着时间的推移，这些体内资源会耗尽。这种过度的使用最终导致疾病发作。参见**关注点1**。

> ## 关注点**1**

✔ 当你在与别人交谈时，你会看几次手机？晚餐时看几次？早上一醒来看几次？

✔ 你所有的社交软件的音频通知都是开着的吗？你有想过关掉它们吗？

✔ 你多久查看一次电子邮箱？一个小时看几次？你能不能每1~2小时看一次，而不是每次一来提示就去看？

✔ 将手机放得远一点，然后定个时间，在那之后不看手机。将睡前1~2小时变成电子产品禁看时段。如果你用手机做闹钟，那就换个闹钟。

人体内有大量的资源可以作为燃料，帮助身体在被压力耗尽时保持平衡。资源也来源于食物，例如氨基酸、omega-3脂肪酸、植物营养素和香料。其他资源来自营养有益的肠道细菌，以及促进排毒、抗炎的方法，如睡眠、阳光浴、冥想和运动等。参见**图**1。

图1 压力与资源

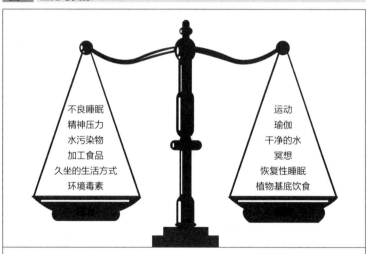

我们努力在能用作燃料的资源和来自环境的压力之间寻找平衡。

几个世纪以来，肥胖、心脏病、癌症和自身免疫性疾病等的发病率急剧上升。我们在年轻人中看到更多的心脏病发作，更多的非吸烟者患肺癌，以及更多的狼疮、类风湿性关节炎和炎性肠病。有人可能会说，现在看到更多这些疾病是因为人们的寿命更长，患上了更多与年龄有关的疾病。但有一点必须被考虑到，在当今时代，人们的身体暴露于越来越多的毒素和压力之下，引发了更多的疾病。

今天，医学已经取得了相当的进步，医生学会了治疗许多上面提到的疾病。他们学会了通过化疗和放疗去治疗癌症，学会了用药物控制高血压，学会了用药物和支架治疗阻塞的心脏动脉；如果心脏变得虚弱，医生也知道如何植入机械心脏和做心脏移植；如果关节因超重而损坏，医生还可以更换关节。

如今的社会已经成为一个专注于解决问题而不是预防问题的社会。人们不先讨论减肥和锻炼肌肉，而先讨论安装新关节；在教育患者可以通过饮食来降低肥胖风险之前，医生先安排胃旁路（gastric bypass，用于减重）手术；在向人们介绍钠和胆固醇、饱和脂肪和反式脂肪之前，医生先开出降胆固醇药和降压药……人们不再关注疾病的根本原因，例如因为压力和炎症引起的失衡，而只关注最终结果。随着医疗和技术的进步，人们变得更好、更健康了吗？

同时患者也在寻找神奇的药物来治愈疾病，包括我们自己。我们想要能减肥的药物，我们请求医生开药为我们提供能量或缓解关节疼痛；我们寻找可以让皮肤光滑的药物，寻找能治疗过敏反应的药物；我们希望毫无节制地吃任何想吃的东西，然后再通过吃药来解决因前者产生的高血压、高胆固醇血症和心脏病等疾病。

但这个世界没有神奇的药物。每一颗药丸都有副作用、交叉反应、潜在的不良反应。如果你以前服用过药物，你就会知道这是事实。因此，尝试摆脱神奇药物的诱惑，转而实施生活方式的干预，才最有可能让自己变得健康。参见**关注点2**。

> ### 关注点 **2**

✔ 每颗药丸都有副作用。

✔ 没有神奇的药物。

✔ 你是愿意为每种疾病都服用一种药，还是愿意进行具有持久效果的干预？

第2章

是女儿拯救了我

莫妮卡医生的故事

我从未受过伤，甚至很少被割伤。我想我们在小的时候都曾相信自己是无敌的。我将这种无敌的感觉一直延续到30多岁。我是一个超级工作狂。我疯狂地超时工作，回到家就瘫倒睡觉，第二天醒来继续工作。

那时我觉得我拥有了一切。但作为职业女性，有件非常棘手的事情——我们花时间努力学习以期达到我们的最高水平，但努力够达目标的时间往往与我们想要孩子的那几年重合。5年内我生了3个孩子。我将多年实习培训中养成的高强度习惯也一股脑儿地用在养育孩子这件事上。3个孩子全部都是母乳喂养。我每天做新鲜的饭菜给他们吃，他们的每个生日派对用的纸杯蛋糕都是我自己烤的，他们每一件节日服装都是我自己设计与制作的……生活虽然艰难，但我认为这是我必须承担的。

在我的第3个孩子出生后，我的生活发生了变化。孩子出生8周后，我就回去工作了。我记得那时我每天只睡3个小时就去上班，下班后再跑回家照顾孩子、做饭，开启一系列"常规工作"，这让我精疲力竭。每天晚上我先生都会把我从孩子们的卧室里拉出来，让我可以在自己的床上睡会儿觉，直到孩子们的哭声再把我吵醒。我真的很疲惫。但我觉得我必须暂时牺牲自己才能安心拥有眼前的这一切。第3个孩子出生4个月后的一天早上，我被婴儿的哭声惊醒，我发现我的右肩动弹不得，又红又热。我一开始没在意，判定这是个不需要太多关注的外伤。3天后，我的左手无名指开始红热。我给孩子们扣衣服扣子的时候都觉得困难。又过了一天，我的脚底感觉像被玻璃碎片刺穿那样疼痛。

但我仍然选择忽略。我上班开始乘坐电梯，因为我的脚疼得不能爬楼梯，我甚至不能弯曲膝盖。大约一周后，我感觉到事情不对劲。那一天，闹钟在早上5:30响起，我醒来疲惫到极点，那种浸入骨髓的疲惫感让我至今难忘。我几乎无法下床。我一瘸一拐地走下楼梯想把狗放出门，但我的脚感觉更糟了，玻璃碎片不停地在割我的脚底。我好不容易下了楼，但我几乎无法开门放狗出去。这时宝宝哭了，我想一个箭步跑上楼去安抚，但我无法到达楼梯边。我跑不动，我全身的每一根骨头都像被火灼烧一般。当我最终爬上楼梯时，我已经泪流满面。我到了婴儿床边但无法将她抱出来。就在那时，我意识到，我遇到大麻烦了。

两周后，我被诊断为重度类风湿性关节炎（rheumatoid arthritis，RA）。风湿病专家看了我检查报告中的炎症标志物后告诉我，如果我不立即开始深度治疗，我的预后（医生对疾病结果的预测）将会十分严重，我也将会非常衰弱。在第一次看完医生后，我已经确信我将无法再从事心脏病学工作了。随后那些曾经在医学院念书时看到的重度RA图片的记忆不断涌入脑海。那时我正在哺乳期。风湿病专家告诉我必须尽快停止哺乳，因为他对我的各项指标所预示的破坏性和我的症状非常担心。他要我在一周内上药。

我听从了他的建议，停止哺乳。那7天我状态差到极点。每次听到孩子的哭声，我都不得不走开。我的乳房因为充血而疼痛，但我无法哺乳。就在现在我写下这些文字的时候，那一刻的悲伤依然让我想哭。我觉得我的选择被剥夺了，我不得不放弃对我来说如此珍贵的东西。但我无能为力。作为患者，我必须非常依赖和信任我的医生。

随后我开始脱发，恶心的感觉一天天变得更加严重，我感到越来越痛苦和迷茫。我开始将这些都怪罪于我的女儿。我想如果没有第3个孩子，这一切都不会发生。不过，在服药几个月后，我感觉好多了。我更好地适应了药物，副作用也更少了。大约在那个时候，我开始积极应对疾病，但我仍然没能释放愤怒，我坚持把我的病归咎于我的小女儿。开始治疗大约6个月后的某天，我遇到了一位女士，一名整合营养顾问，后来她成了我的好友。她当时说有兴趣为我的患者做饮食方面的教育。一听到这个，我立刻表示怀疑，而她主动提出要为我做营养分析。就从那时起，我开始关注饮食对身体炎症的影响。

人们普遍相信，身体受到多次损伤后会生病。第一次损伤通常是遗传性的，而后环境触发因子会叠加在初次损伤之上。例如，一个人可能在遗传上易患心脏病（遗传损伤），指标表现是低密度脂蛋白（LDL，坏胆固醇）水平高、高密度脂蛋白（HDL，好胆固醇）水平低；如果在他的饮食中饱和脂肪和氢化油脂摄入得多，再加上他有久坐不动的生活方式和吸烟习惯（环境损伤），就可能会产生一位患有早发性心脏病的患者。对于癌症来说也类似，先天可能存在遗传成分，但如果后天遭受某种环境损伤，产生压力（氧化应激），就会触发异常细胞的出现。

这些环境损伤或触发因子对不同的人来说可能是不同的——缺乏睡眠、吸烟、过度暴晒，摄入饱和脂肪、麸质或乳制品等等。了解导致炎症的原因是关键。**当你改变饮食、消除压力源并**

做出抗炎选择时，就可以减少体内炎症的发生。

了解自己身体的敏感性是需要花点时间的。乳制品和其他动物性产品通常是炎症的来源。因为我已经是素食者了，所以我从减掉乳制品开始。当我放弃比萨时我哭了。因为，像大多数美国人一样，我担心我的饮食中会没有足够的钙和蛋白质。我花了很多时间自学才明白，其实从豆类和蔬菜中是可以获得足够钙和蛋白质的。

直到很久以后我才向别人承认我生病了。因为我一直担心如果我说出来，别人会评判我，或者认为我作为一名医生、一位母亲，甚至一个人都不够称职。现在我意识到，正是因为我生病了，所以我更了解患者，更容易与他们建立良好的联系。我更能理解他们不愿服药的原因；我更能体会他们的恐惧，就好像那是我自己的一样；我更能感受到他们的无助与愤怒，就像我当时心中有怒火一样。我知道，归根结底是身体受到了太多糟糕的影响。人们要学习如何避免环境损伤，通过植物基底的少油、少精制糖的饮食来滋养身体，并调整生活方式，例如增加睡眠和参与更多的运动。

我也是直到很久以后才接受我的病的。我意识到，定义我们的不是疾病，而是我们如何应对疾病，这才使我们成了"我们"。我现在比以往任何时候都健康。我的胆固醇水平很正常，炎症问题已不存在，我的身体很强健。确诊两年后，我停用了所有药物。不久后我还参加了人生第一次铁人三项。6年来，我没再服用过任何药物。我感觉棒极了。我学会了为自己多花点时间。我学会了多笑。我每天都感谢身体给予我的一切，同时原谅它不能给予我的。甚至从某种程度上可以说，这次生病是发生在我身上"最好的事情"。我要感谢我的小女儿把我从一个溺水的世界里带回来。她没有让我生病，是她救了我。

第**3**章

——

学习与懂得为人医的意义

——

乔蒂医生的故事

我的外祖父是一名真正的医生，不仅因为他的知识渊博，临床敏锐度好，还因为他在工作和生活中都对患者照顾有加。即使在半夜，如有需要他也会上门问诊，提供从咨询到小手术的各种医疗服务。他总是带着温暖的微笑，帮助那些需要帮助的人，那些没有钱的人，那些害怕痛苦和疾病的人。

对患者进行上门随访的实际执行难度很高，但它确实具有优势。它提供了从整体上了解患者的生活角色，以及判断他们每天所遇到的压力源的机会。它也能让医生看到患者因为社会经济阶层、家庭矛盾和生活状态所产生的挣扎，而这些对于疾病都是有影响的。我的外祖父能够更轻松地确定疾病发生的根本原因是，他真正了解他的患者。他改善了他们的生活质量。从我记事起，我就想像他那样。我想帮助和引导人们获得更好的生活，给他们的生活带去一丝安慰。

我上医学院时渴望知识，迫不及待地希望可以去治愈疾病。我追求的是与那些敬业、知识渊博、致力于治愈患者的人一起工作。我在一家三级护理医疗中心做住院医师，在那里我遇到了各种各样的疾病，并与那些在其领域具有权威的医生们一起工作。在完成了我的住院实习后，我觉得我已经拥有了足够的知识，可以追随我外祖父的人生道路去治病救人了。

- 美国的三级护理医疗中心是含有医学专家、先进设备的能够提供复杂治疗的高度专业化的医疗护理中心。——译者注

然而，从开设纽约的私人诊所开始，我意识到，作为医生在真正治愈疾病方面能做的事情太少了，我感到不知所措。当然，我可以诊断疾病、治疗症状，但是我能溯源找到解决问题的根本原因吗？患者白天嗜睡，为什么要让他们服用药物来提高警觉力，而不是在他们的睡眠问题上寻找解决方案？我对许多有相关症状的患者做了全面的检查，结果发现一切"正常"。那么，全身酸痛正常吗？5天不排便正常吗？一座"永远不睡觉"的城市提供了一个充满压力的环境，在城市生活中的人们症状频

发，如失眠、肠易激综合征（IBS）、偏头痛（migraines）、心悸（palpitations）等等。

为什么体重增加是一个如此大的问题？每个人的快乐和活力在哪里？虽然没有足够的时间来探询或深入研究压力的来源，但是我认为它是我在内科看到的75%～80%疾病的根源。怎样才能让患者重新获得舒适感？虽然学习、工作了那么久，怀揣着强烈的帮助患者的愿望，但此时我的工具箱里能提供给他们的只有绷带，我只能在开处方时简要、粗略地讲讲运动和饮食。我就好像一名消防员，努力扑灭已经在患者身体里发生的"火灾"，但不采取任何措施来防止未来的"火灾"发生。

正是基于这点，我决定接受针灸培训，这样我可以为我的患者提供更多的健康工具。我了解了能量流动的概念，并开始研究疾病发生的根本原因。在行医中使用针灸给了我一个新的转变。针灸不仅可以用于治疗常见的症状，例如背痛、偏头痛、胃酸倒流以及许多其他日常疾病，而且我还从患者那里听说治疗后他们感觉更有活力，睡得更好，心情也得到改善。当我了解了如何创造体内平衡时，我感到自己被赋予了力量。我可以教我的患者初级预防知识，即保持系统平衡，预防疾病发作。最终，我走上了整合功能医学的道路。

功能医学使我能够深入研究在不同的社会经济条件和气候环

境下，基因变异、氧化应激效应、营养失衡，以及不同的环境毒素是如何瓦解人们的身体的。这种种变化改变了身体对压力的反应方式，并产生了氧化应激和炎症变化。发生炎症的途径最终导致了不同的疾病状态。

在读研究生阶段，我学会了如何让人保持良好的状态。我的目标是使人们了解他们在生活中面对的各种压力源，从环境（空气质量和水质、极端气候变化、使用农药的食品质量、转基因食品和加工食品）到化学物质（水中的毒素和药物的副作用），到精神（感觉失控）。

老龄化是人的生命中不可避免的一部分。我希望我可以教会我的患者不要害怕，要尝试着拥抱老化。人步入老年，可能走不快，关节可能会咯吱作响，脸上也会出现更多的皱纹，但他仍然可以健康强壮，可以平和地生活，可以远离各种慢性病。这一切都与平衡相关。

第4章

瓦解

当平衡被破坏时，就会产生压力和炎症——这是中枢神经系统的作用

身体的不平衡会导致疾病。那哪些因素会造成不平衡呢？

不平衡是由压力导致的，一次受伤、焦虑、毒素的摄入、缺乏活动以及更多的触发因子都会造成不平衡。我们想传递的信息是，压力对身体有着强大的影响。了解了压力的工作原理，你就可以踏上治愈身体的旅程了。"压力"一词是1950年代由内分泌学领域的先驱汉斯·塞利（Hans Seyle）医生创造的。有人认为他是第一位研究压力的生物学影响以及身心之间联系的专业人士。他将压力定义为身体对被要求改变而做出的反应。压力可以是情绪的、精神的、身体的、化学的或环境的。它可以是物理现实的，也可以是在脑海中凭空创造的。但无论它属于哪种，压力都会在身体中引发固定的反应。汉斯医生将压力分为良性压力（eustress）和痛苦（distress）。

良性压力是由积极预期驱动的正面压力，例如在期待新生儿、开始新工作或计划假期时。良性压力更多是指身体对压力的反应方式，它给了人们良好的应对能力，让人们的感官变得非常敏锐。痛苦则是负面压力，它会引发炎症和氧化应激，例如遭遇失去孩子或配偶、失去工作等，这些会产生痛苦。这两种情况发生都会迫使身体发生变化。参见**关注点1**和**图1**。

> ## 关注点 **1**
> ✔ 你在生活中有良性压力和痛苦吗？

汉斯医生是先驱者，因为他率先看到了身心之间的联系。我们现在围绕一般适应综合征（general adaption syndrome）的思考，即身体应对压力的方式，就由他的理论而来。在不断变化的环境中或者感知到威胁时，人们的急性压力反应是适应性的，它使人们能够适当地对抗和应对压力。健康个体发生急性压力反应是一件好事。这是一个正常的过程，并且具有保护作用。[1]在急性压力反应中，神经系统、心血管系统、内分泌系统和免疫系统都被激活。压力反应的目标是释放资源，以让身体制造能量供即刻使用。此时身体也开始将这些资源分配给特定器官，并关闭其他器官的资源分配，以便保存能量。

图1 良性压力与痛苦

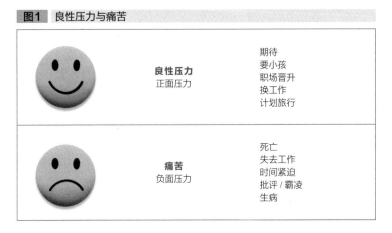

		期待 要小孩 职场晋升 换工作 计划旅行
	良性压力 正面压力	
	痛苦 负面压力	死亡 失去工作 时间紧迫 批评 / 霸凌 生病

当人们的感官感知到威胁时，会触发自主神经系统。自主神经系统的两个主要组成部分是交感神经系统（SNS）和副交感神经系统（PNS）。交感神经系统和副交感神经系统由神经递质或化学信号调节，这些信号与神经系统交互以引发一系列反应。它们是否能平衡工作会影响身体的许多器官，如心脏、眼睛、胃和生殖器。交感神经系统也被称为战斗或逃跑系统（fight-or-flight system）。交感神经系统触发神经递质的释放，如肾上腺素（epinephrine）和去甲肾上腺素（norepinephrine），然后向心血管系统发出信号以增加血压和心率。心脏跳动得更快，将血液更快地

输送到所有重要的器官，因此身体为任何突发事件做好准备。它还会抑制肠道蠕动和排尿冲动，这样人们在跑步时就不会感到饥饿，也没有排尿或排便的冲动。交感神经系统还会增加流向骨骼肌和大脑的血流量。人们的眼睛会张大，以便在黑暗中看得更清楚。所有的感官都变得更加敏锐、警觉，肌肉也变得更受力。同时，人们的休息和消化系统——副交感神经系统会被抑制。该系统负责降低血压、减缓心率和改善肠道蠕动。当急性压力源出现时，对即时生存来说非必需的体内活动，例如消化、生长和繁殖，都会被抑制。[2]

当大脑信号触发皮质醇（cortisol，来自肾上腺，身体的压力中心）释放时，压力机制被激活。皮质醇有两个主要作用。其一是帮助身体制造能量。为了达成这个目标，皮质醇促进身体分解脂肪（lipolysis），并参与糖原分解（glycogenolysis，将储存的糖原分解为葡萄糖）。它也参与将外周脂肪调至身体中心段以备使用的过程。[3]参见**图2**。

另一个作用是调节免疫系统。这里不讲免疫学复杂的工作原理，单讲皮质醇。皮质醇的作用是平衡炎症和抗炎。急性压力反应允许体内白细胞增加——这些抗感染细胞（巨噬细胞和自然杀伤细胞）进入组织，如皮肤或其他器官，对那些最有可能在感染中受损的细胞进行保护。免疫系统在血液中募集化学物质来帮助对抗新的创伤、感染或损伤。

图2 自主神经系统的组成

副交感神经系统负责休息和消化。交感神经系统在压力状态下被激活，被称为战斗或逃跑系统。

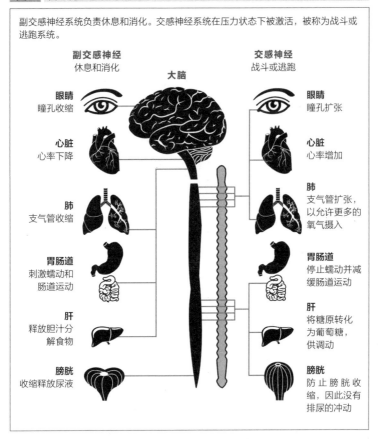

皮质醇在急性压力反应中的益处之一是它可以抑制疼痛反应。当人们被追赶时，无暇顾及肌肉的疼痛或轻伤。这是一种保护性益处，它使人们可以在受伤的情况下奔跑。皮质醇也被认为是一种分解代谢激素，即它会分解身体的某些部位，如肌肉和骨骼，以提供营养来帮助人们渡过高压期。当一个人从老虎面前逃跑时，他需要聚集所有可用的能量来保命。皮质醇负责让人们在高压期内保持战斗力。参见图3。

图3　急性压力对身体的影响

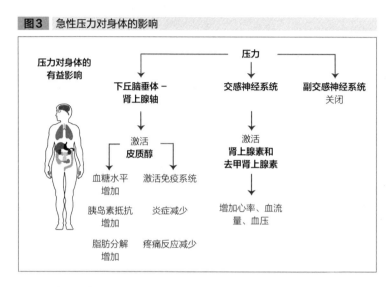

人们经常问皮质醇是好是坏。皮质醇水平是衡量压力的指标。它在体内循环。当人们早上醒来时，皮质醇水平处于当日最高水平。人们需要最高水平的皮质醇才能调动一天的精力。[3] 从这个角度看待皮质醇，它让人们可以"从床上一跃而起，说走就走"，让身体准备好扛上整整一天。在健康状态下，皮质醇水平在白天随着时间的推移会逐渐下降。

然而，在外部压力下，皮质醇水平会发生变化，即在正常本该下降的时候仍然会升高。因为这对于激活人们的战斗或逃跑反应、调动能量让身体撑住充满压力的一天是非常必要的。想象一个妈妈在公园里看着她的孩子从单杠上掉下来，趴在地上因为疼痛而号啕大哭时，妈妈的状态应该是身体立刻拉响警报，起身跑去帮助自己的孩子。这里可以看到急性压力反应非常重要。

慢性压力反应

压力何时会对人们的健康产生危害？如果压力持续存在，皮质醇水平就会长期处于高位。就拿前面的例子来讲，这个妈妈看着孩子从单杠上掉下来，现在她得知孩子的腿骨折了，要打石膏在家躺6周，而这期间她必须全力照顾孩子。这会导致妈妈的皮质醇水平一直保持在高位，并不断激活她体内的战斗或逃跑反应。她的心率和血压因此不断升高，她的肌肉会被分解，体脂肪也从外围释出（可能转为内脏脂肪）。参见**图4**。

皮质醇水平高的人通常会因腹部过胖（苹果形身形）而烦恼。他们的血糖水平会逐渐升高。免疫系统被过度活跃，使关键性免疫功能受到抑制，而这种抑制会导致感染风险增加。你有没有注意到，在压力大的时候你更容易感冒？如果压力持续存在，身体会精疲力竭，你会因此无法调整自己去适应压力环境。压力反应会以疲劳过度、过度疲倦的形式表现出来。还是以前面那个妈妈为例，如果她睡眠不佳、无人帮忙，而且自己也不注意营养摄入，那她就可能在持续照顾孩子6周后出现疲劳过度。

图4 慢性压力对身体的影响

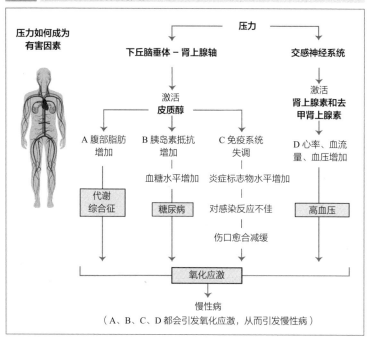

在极度疲劳的时候，体内免疫反应失衡更加明显，出现更多的炎症标志物，伤口愈合减缓，对感染的反应更差。[2]此外，研究表明，慢性压力会导致激素系统过度活跃，进而形成致病的自由基。自由基对细胞有损害。自由基的形成和对细胞的损害称为氧化应激。[4]炎症和氧化应激会导致慢性疲劳、抑郁和体重过度增加。此外，皮质醇水平的持续升高会导致胰岛素抵抗，从而引起慢性病，例如糖尿病和心血管疾病。慢性压力也会导致焦虑、抑郁和失眠等问题频发。其他功能如认知、记忆和生殖，也会受到不利影响。[4]参见**关注点2**。

请记住，皮质醇关乎炎症和抗炎之间的平衡。在慢性压力下，这种平衡遭到破坏，即使皮质醇水平很高，身体也已对其产生抗性，从而失去了与抗炎之间的平衡。[5]这会导致炎症细胞明显增加，并引发自身免疫性疾病。在自身免疫性疾病的状态下，身体开始攻击自己。[6]

在衰老过程中皮质醇也发挥着作用。首先我们来讨论衰老是如何影响身体的。衰老是指人体变老的过程，这个过程涉及身体的每一个细胞。实足年龄是人活着的年数，但人的生物年龄可能会有所不同，其取决于身体受到损伤的程度。这就是为什么我们会在不同人群、不同年龄段看到所谓的与年龄有关的疾病。

身体中的所有细胞都在不断地分裂，这是生命的必然过程。所有细胞中都含有遗传物质（基因），它们为细胞分配工作。遗传物质定义了你是谁以及你如何思考。遗传物质在染色体上。染色体末端有个"小帽子"称为端粒，其作用是保护遗传物质并提升染色体的稳定性。每次细胞分裂时，染色体都会分裂，但端粒会缩短，因为它们不能随着每次分裂而复制。端粒缩短与细胞老化有关。最终，没有了端粒，细胞就会停止分裂。没有细胞分裂，身体就无法修复，容易出现疾病和功能障碍。这会加速身体的生物性老化。慢性压力与端粒长度变短有关，说到底，与生物年龄的增加有关。换句话说，慢性压力可能与早衰和与年龄相关疾病的发生有关联。这是目前很热门的一个领域。[7]

想象一下与年龄相关的疾病会对人们造成什么影响。随着年龄的增长，肺活量减少，人们肠道中的消化酶减少，大脑体积缩小，脊柱椎间盘压缩，导致人们变矮。在功能上，随着年龄的增长，认知能力会减弱，视力会减弱，其他感官如嗅觉和听觉也会减弱。脂肪肌肉比增加，意味着脂肪变多、肌肉变少，势必导致新陈代谢减慢。皮肤中的胶原蛋白减少，皮肤变薄。免疫系统变弱，睡眠障碍增加。压力会加速身体的衰老。一般来说，随着年龄的增长，患慢性病的风险也会增加。如果想减缓细胞老化，就迫切需要工具来帮助降低压力反应。参见**关注点3**。

> ## 关注点**3**

✔ 生活中哪些压力会触发你体内的炎症反应？

- 看看你在生活中的哪些方面是一心多用的，是否有办法对其做减法？
- 你有时间坐下来吃晚饭吗？

- 你吃饭的时候会同时做其他事吗，比如玩手机、读新闻？
- 你是否承担了超出你承受能力的事务？

我们在不间断的刺激下是不是更有效率呢？想象一只追捕猎物的猎豹。捕获猎物后，猎豹会花时间休息和充电。休息和充电是对战斗或逃跑反应的平衡，对治愈身体至关重要。正是在这段时间里，副交感神经系统被激活，血压降低，心率减慢，饥饿反应恢复，消化恢复正常。疼痛反应也回来了，人们可以花时间治愈伤口。皮质醇水平下降了，所以身体停止分解肌肉和脂肪，人们可以再次建立肌肉和脂肪储备。人们恢复正常的免疫反应以应对损伤。

现在，在日常生活中——持续的工作压力、电子产品的过度刺激以及导致身体疼痛的营养不良、缺乏运动、睡眠不足——人们的身体一直处于压力之下。如果你的手机只剩7%的电，你会恐慌。你的首要任务是找到一个充电器。同样想象一下你的身体。它也需要一个充电器，如果你没有时间休息和充电，身体很容易出现无法修复的炎症状态，你的身体将无法治愈。这是大多数人的生活状态。当你读到莫妮卡医生的故事时，你一定发现她承受着巨大的压力。通常，随之而来的就是疾病。在遭受真正的伤害之前，大多数人都不会预见压力和过度刺激对身体造成的影响。

👨‍⚕️ 给你的处方

　　有些压力是好的且具有保护性的，但过多的压力则可能是有毒的并引发炎症。压力可以是：

- 精神的
- 生理的
- 环境的

　　学会从痛苦中识别你的良性压力。

1. 试着在一周内对更多请求说"不"，以便在周末给自己时间放松和恢复。

2. 试着为自己和家人安排更少的活动，以便有更多的私人时间。

3. 学会外包事务。

4. 吃饭的时候，慢慢咀嚼。少食多餐。吃饭时不要一心多用。

5. 不要每5分钟就看一次电子邮件。延长到每小时检查一次。

6. 睡前1~2小时关掉电脑和手机等电子产品，让头脑冷静下来。

　　参见**图**1：良性压力与痛苦（第18页）。

第 **5** 章

慢性病的诞生

我们所了解的疾病以及身体能知会的疾病风险

案例 **1** 患者 HB，39 岁，高中体育老师，体重 326 磅（约 148kg）。当他来看莫妮卡医生时，血压在 190/70 mmHg（1mmHg ≈ 0.133kPa）范围内（非常高）。他的 LDL 水平为 160mg/dL（4.1mmol/L），甘油三酯水平为 360mg/dL（4.1mmol/L）。身体表现出糖尿病前期迹象。从心电图上已经能够看出血压的压力。医生让他服用降压药并改善饮食，还为他制订了运动计划。他减掉了 100 磅（约 45kg），血压高压进入了 120mmHg 的范围，LDL 水平下降到 130mg/dL（3.4mmol/L），甘油三酯水平下降到 150mg/dL（1.7mmol/L，正常）。他觉得自己可以跟上学生的步伐，身体感觉好多了。

案例
2

JS 是一名 45 岁的会计师，病态肥胖，患有糖尿病、高血压和心房颤动（心律异常）。他患有睡眠呼吸暂停（需要间歇性地使用 CPAP 机器保持呼吸道通畅，以便在晚上氧气充足）。JS 还是一名前摔跤手，他想重回赛场。他来见莫妮卡医生，想获得治疗受伤脚趾的术前许可。医生让他服用药物来控制心率和血压，并坚持要求患者使用 CPAP 机器。医生让患者选择植物基底的全谷物饮食。患者非常配合，谨遵医嘱后他减掉了 65 磅（约 29.5kg），停用了部分降压药，并减少了降糖药物的使用。他的心率得到控制，体感变得很好。然后医生同意他去做足部手术。脚趾痊愈 3 个月后，他又开始摔跤。他说简直不敢相信自己又可以摔跤了！

病从何来？

我们在问诊中看到许多疾病都是由于失衡造成的。接下来我们将探讨这几十年来疾病究竟发生了什么。

在全世界，心脏病、中风和癌症，无论对于男性还是女性，都是居前的致死原因。[1] 在美国，肺癌、乳腺癌、胰腺癌和结肠癌比以往任何时候都要多，还有比过去几年更多的阿尔茨海默病、更多的自身免疫性疾病以及更多的骨关节炎。参见图1。

图1　美国居民每年的死因与死亡人数统计

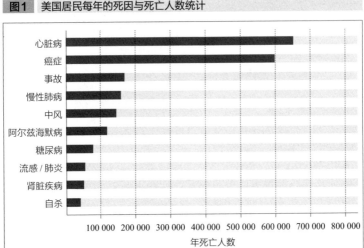

数据源自疾病控制中心（CDC），死亡和死亡率

近几十年来，人们变得愈加久坐不动，体重逐步增加。每天的食物准备已经从选购新鲜食材、下厨烹饪转变为更快捷的订购快餐或用微波炉热一下预加工食品。食品中添加了防腐剂以延长其保质期。随着这些变化，人们比以往任何时候都胖，每3个成年人中就有2个以上超重或肥胖。[2]参见图2。因此，患有糖尿病和前驱糖尿病的人数已达到1亿，而现在有10%的美国人口患有糖尿病。[3]

图2 体重指数

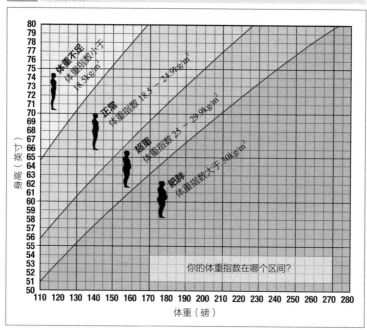

糖尿病

患糖尿病会使人们面临患心脏病的重大风险。但我们总是发现，很多人并不理解为什么糖尿病是危险的。

我们在本书中主要讨论的是与肥胖和胰岛素抵抗有关的2型糖尿病。要了解糖尿病，你必须了解胰腺的作用。胰腺是人体制造胰岛素的器官。胰腺的工作是分泌胰岛素，胰岛素通过与细胞上的受体结合，将葡萄糖带入细胞作为脂肪储存起来，供日后的能量使用。受体就像进入细胞的门禁卡。在肥胖或脂肪过多的情况下，受体可能会被掩盖，胰岛素不能与受体结合，就无法发挥作用，这种情况被称为胰岛素抵抗。结果，更多的糖在血液中漂浮。有些人可能认为这是积极的，"如果我吃东西而又不会变胖，那肯定是件好事啊。"

很遗憾，答案是否定的。问题在于漂浮的糖具有极强的炎症性，当它们在体内循环时会刺激血管，导致心脏血管破裂并结痂或者形成斑块。斑块漂移到眼睛，会损害眼睛的微小血管，人们因此会慢慢失去视力。当在其他血管中结痂时，它们会阻止血液流向各个器官。最终，其中一条血管被完全阻塞，这条血管供应的器官的一部分将因此死亡。

研究表明，减肥可以降低血糖并改善糖尿病。[4]减少简单碳水化合物和精制糖的摄入有助于改善胰岛素抵抗和降低患糖尿病的风险。这样看来，疾病的进程似乎是可控的，随着糖尿病的改善，心血管疾病的患病风险也会降低。参见**关注点1**。

> **关注点1**
> ✔ 想想你做了哪些事，将自己的身体置于患糖尿病的风险之中？

心脏病

接下来再谈谈心脏病，我们先从它的发展方式开始。心血管疾病，通常称为冠状动脉疾病或心脏病，是冠状动脉中形成斑块而引发的疾病。这些动脉位于心脏表面并向心脏供血，因此心脏可以将血液泵送到身体的其他部位。我们经常将这些冠状动脉称为心脏泵的管道。当管道中有斑块积聚时，血液就不能高效地流过，心脏也不能很好地泵血。因此流向大脑和其他重要器官的血流量就会受限，从而对这些器官造成损害。所以，保持冠状动脉健康是保持整体健康的关键。

但是，这些斑块是如何形成的呢？ 内皮（endothelium）是所有血管中细胞的内层，包括心脏中的管道——冠状动脉。内皮负责扩张血管以适应活动的变化。当人们用力时，血管会变粗，让更多的血液流过它们，从而到达需要血液的器官。当人们伴有导致心脏病的危险因素，如高胆固醇、高血压或吸烟时，血管内皮就会受损。这称为内皮功能障碍，动脉粥样硬化（也称为冠状动脉疾病或心脏病）由此开始。当内皮受损时，它会变得僵硬，不易扩张。

内皮受损后，更多斑块沉积于受损部位。然后血小板（作用是形成凝块）也来到该处，因为它们看到血管受损，开始准备修复内皮。内皮功能障碍和随后的血小板黏附（凝块形成）造成斑块在动脉壁内部形成，这是动脉粥样硬化斑块形成的开始。可以把这个斑块想象成受伤时身体外表面的结痂。但外表面结痂多大并不重要，因为外空间是无限的，而血管中结痂则很重要。结痂越大，血流越受阻，血液就无法到达它需要去的地方。参见**图**3。

　　随着新生出越来越多的危险因素或已有的危险因素发展至一定程度，更多的斑块会附着在结痂上，它变得越来越大。当斑块完全阻塞血管时，就会导致心脏病发作。心脏病发作有两种类型。一种类型是冠状动脉中的小斑块或结痂突然在血管中随机破裂，30%的血管阻塞变为100%的阻塞，造成急性心脏病发作，通常导致死亡或心力衰竭。这就是心肌梗死，患者需要被紧急送往手术室，快速打通血管，通常会在血管里装上支架来保障后续血液流通。

　　已故演员詹姆斯·甘多菲尼（James Gandolfini）和嘉莉·费雪（Carrie Fisher）均死于心肌梗死。我们永远不知道哪个结痂会脱落，但我们知道炎症在这里起着重要的作用。有东西刺激了痂盖，使它很容易脱落。令人想不到的是，阻塞30%血管的斑块比阻塞80%血管的斑块更容易脱落而导致严重心脏病发作，因为较大的斑块已经钙化和硬化，不易脱落。虽然不同的成像技术能够帮助我们了解哪些斑块最容易脱落，但它仍然是难以捉摸的。最好的方法是进行压力测试或对心脏动脉做X线检查（给出

图3 斑块在血管中的形成过程

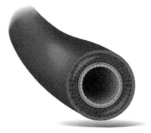

1 出生时，动脉畅通无阻

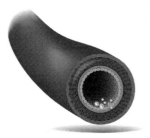

2 高血压、吸烟、高胆固醇会损害动脉壁

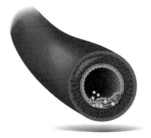

3 结痂，动脉变硬，不易扩张

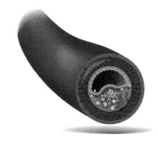

4 随着时间的推移，斑块会随着不良生活习惯的增加而形成

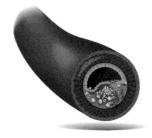

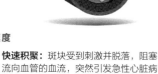

斑块形成速度

缓慢累积： 导致胸痛和可能不太严重的心脏病发作。

这种情况通常没有另一种情况严重，因为人体有时间补偿随着时间的推移而减少的血流量。

快速积聚： 斑块受到刺激并脱落，阻塞流向血管的血流，突然引发急性心脏病发作。

通常，这些心脏病发作是非常危险的，因为身体没有做好准备应对。

一种称为冠状动脉钙化积分的判断标准）和测量心脏特有的炎症标志物。超敏C反应蛋白（hs-CRP）是一种炎症标志物，它通常可以为我们判断心脏是否受到刺激提供有利信息。

另一种类型发生在血流需求和供应不匹配的时候。当斑块随着时间推移在冠状动脉中积聚但并不总是完全阻塞动脉时，就会发生这种情况。当存在其他压力源时也会发生这种情况，例如血压升高、感染或贫血。身体需要心脏将血液泵送到其他器官，但冠状动脉充满了斑块，无法让心脏更快地泵血。结果，就可能会出现胸痛，流向心脏部分的血流量也会减少。

如何才能减少心脏的炎症？ 已知他汀类药物可以降低炎症标志物水平、超敏C反应蛋白水平，并且可以稳定斑块，即使是在LDL水平没有升高的情况下。这就是这么多心脏病患者服用他汀类药物的原因。数十年的数据表明，他汀类药物在降低心血管风险方面效果显著，益处不可低估。也有研究表明，饮食中的许多食物都具有促炎性，会导致身体受刺激。研究人员发现，仅吃一顿高脂餐就会在饭后4小时内出现内皮功能障碍。[5]还有其他研究表明，选择以植物为主的饮食可以减少炎症发生并降低患心血管疾病的风险。[6, 7]这样看来，除了药物，还有其他选择可以让身体变得更好！更多信息请参见第7章。

高胆固醇血症

胆固醇是人体的重要物质。它有助于建立细胞壁，是性激素的基础，对神经传导所必需的髓鞘的形成也很重要。然而当胆固醇过多时，它会找其他的"家园"入住，例如心脏动脉、头部动脉和腿部动脉。胆固醇主要有两种类型：高密度脂蛋白（HDL）负责从血液中清除胆固醇并将其带到肝脏，而低密度脂蛋白（LDL）则将其放回血管并帮助形成斑块。人出生时，低密度脂蛋白水平约为50mg/dL（1.3mmol/L）。渐渐地，随着饮食变化和其他危险因素的产生，LDL水平上升，患心脏病的风险越来越高。

患者经常说孩子"吃得起"麦当劳的汉堡和炸鸡，因为他们还小。这是真的吗？当我们查看死于非心血管相关原因的儿童的尸检报告时，发现了脂肪条纹，这表明早期斑块已经形成。参加朝鲜战争的美国男性，77%有明显动脉粥样硬化，这些男性的平均年龄为22岁。[8] 在参加越南战争的美国男性中也有类似的发现。[9] 这表明即使年轻也有形成斑块的风险，所以在年轻时饮食也很重要。小时候吃不好的食物，也会使你面临患心脏病的风险，可能还会患上自身免疫性疾病、癌症或其他慢性病。详见第6章。让孩子在小时候养成良好的饮食习惯，引导他尽早接触健康食品，会让他受益一生。

肥胖与高血压

在讨论肥胖之前，我们需要定义一些术语。评价肥胖通常是基于体重指数（BMI，又称体质量指数），即体重（kg）除以身高（m）的平方。互联网上有许多计算器可以计算BMI。正常体重指数范围是18.5~24.9kg/m^2。体重指数在25~29.9 kg/m^{2}的被定义为超重。[10]肥胖是有等级的，就我们而言，体重指数大于30kg/m^{2}的被定义为肥胖。BMI并不是评估肥胖的完美指标。它不考虑脂肪百分比高和中心性肥胖（有腹部脂肪）的瘦人或肌肉量多的较重的人。我们认为，脂肪百分比和肌肉量比BMI更有价值。然而，许多国家评估肥胖都是基于BMI的。如前所述，截至2009年，美国超过2/3的人口被认为超重或肥胖。[11]

超重和肥胖与死亡风险增加相关联。[12]对50岁以上超重个体进行研究，发现他们的死亡风险增加了20%~50%。

超重和肥胖人群死于何因？ 在一项研究中发现，超重男性和女性死于癌症的风险分别为52%和62%。[10]根据前瞻性研究合作分析，肥胖个体患心脏病、糖尿病、癌症和肺病的风险成比例增加。[13]与体重增加高相关的癌症有肝癌、肾癌、乳腺癌、子宫内膜癌、前列腺癌和结肠癌。而且，大量研究证实，人们越瘦，血压越低，糖分越受控制，体感越好。[14] •

• 请注意这是实验结论，而非通用性结论。——译者注肥胖与高血压以及高胆固醇密切相关。肥胖的人通常摄入更多的饱和脂肪和高盐食物，这被认为不仅是肥胖的重要原因，也是血压恶化和胆固醇增加的重要原因。超过1亿的美国成年人，约占总成年人口的33%，其总胆固醇水平高于200mg/dL（5.2 mmol/L，理想值是低于这个值的）。[15]在高胆固醇人群中，约67%是超重或肥胖。根据新的美国心脏协会高血压指南，现在几乎50%的美国人被认定患有高血压。[16]

高血压会导致血管损伤，而高胆固醇会促进斑块形成。两者都与心脏病风险增加直接相关。在弗雷明汉（Framingham）研究中，肥胖的人患心脏病的风险是较瘦的人的两倍多。[17]肥胖的人更容易出现心脏功能减弱或心力衰竭以及心律失常的情况。

肥胖与中风、肝病和关节炎之间也存在关联。关节承受的重量越大，关节遭受的创伤就越多。关节炎是与肥胖相关的最昂贵的疾病之一。皮肤的变化，例如黑棘皮病、妊娠纹和女性毛发增多都与肥胖有关联。

大部分人并不总是那么胖，年轻时也曾身材纤瘦。莫妮卡医生20岁时，体重120磅（约54kg），衣服穿4码。而15年后，生了3个孩子的她现在的体重比之前重一点，但她仍然穿4码的衣服。为什么？这被称为"虚荣尺寸"。随着体重增加，人们不再适合以前的尺码，却不想买更大尺码的衣服。因此，服装制造商调整了尺码，让消费者可以继续购买小尺码的衣服，感觉自己还很苗条。我们在尚卡尔·韦丹坦（Shankar Vedantam）的节目《隐藏的大脑》（*Hidden Brain*）中听到了一个很有趣的故事。他说1970年的6码尺码相当于1996年的2码和2012年的0码。0码！随着人们变得越来越胖，他们改变了正常尺码的概念！

许多环境因素会导致肥胖。大分量食物、高糖饮料、快餐、久坐不动以及沉迷电视，都与肥胖有关。沉迷电视已被证明是直接影响人们肥胖的危险因素，这种影响可能会伴随着人们进入成年期。[18]

回到过去，当人们靠土地生活时，很少存在超重群体。整天在地里干活，直接从农场采摘食物，在食物很新鲜的时候就吃掉。那时的人吃更多的蔬菜、水果和坚果。他们靠土地而生，只在必要时才宰畜杀鸡。他们不会浪费任何东西。

随着时间的推移，人们离开了曾经赖以生存的土地。开车上班，去快餐店吃饭，每天坐8～10小时，起身只是为了给饮料续杯或者吃饭；工作忙到不会为了吃饭而休息，手边拿到什么吃什么，通常吃的比身体需要的多得多；零食、甜点随处可见，唾手可得；下班开车回家，通常因为太累而无法运动，可能边看电视边吃一顿速冻晚餐后就去睡觉；盘子越变越大，喝水越来越少，通常通过喝饮料和咖啡来保持清醒；整天都在吃意大利面和其他的简糖（simple sugars）主食，所以能量水平不断下降或停滞；然后，再给自己灌一点咖啡因，以便进食后保持清醒……周而复始，人们越来越胖。

你是有能力改变这一切的。前面已经讨论了，随着时间的推移慢性病都发生了什么变化，以及身体可能面临哪些疾病风险，那么接下来我们将注意力转移到，饮食将如何改变肠道菌群的组成，两者的关联又将如何激活异常的身体反应。

第 **6** 章

菌房

了解你的肠道

案例 ▼ 一位56岁的糖尿病女性患者因持续性恶臭腹泻入院。最近她反复出现尿路感染，医生给她开了多个疗程的抗生素。她正在减肥，但精力不足。同时她被诊断出患有艰难梭菌结肠炎（clostridium difficile colitis，一种在肠道中过度生长的感染性炎症），医生开了更多抗生素来治疗肠道感染。尽管多次尝试治愈感染，但她的腹泻依然难以控制。后来她接受了粪菌移植，即用消化内镜将家庭成员的粪菌植入她的肠道。几周内，患者感觉好多了，她再没有在吃饭的时候腹泻。

了解肠道非常重要。事实证明，肠道中含有大量细菌。这些肠道细菌负责身体的大部分免疫系统防御，并在激素和情绪调节中发挥作用。这些细菌在减少炎症方面似乎也有作用，它们可能还会决定人们得什么病。我们先来看一些定义。参见<u>图1</u>。

图1　什么是微生物群和微生物组?

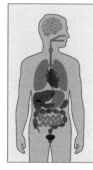

微生物群
人体内暴露于外表面的所有微生物，包括胃肠器官（嘴到肛门）、皮肤、鼻子、耳朵和生殖器。

微生物组
在人体内发现的整个基因库，所以它包括肠道中所有微生物的 DNA（大脑）。

微生物群（microbiota）是指人体内暴露于外表面的所有微生物的术语统称。这里讲的外表面包括胃肠器官（嘴到肛门）、皮肤、鼻子、耳朵和生殖器。这些微生物是居住在人体内的细菌、原生动物、真菌，甚至是病毒。据估计，人体内发现的90%的细胞（约100万亿个细胞）不是人体细胞，而是来自40000种细菌菌株。也就是说，一个人全身只有10%是人，其余的都是虫子！

微生物组（microbiome）是指在人体内发现的整个基因库。基因决定人的外表、性格以及健康状况。人体内存在于所有细胞中的遗传物质被叫作基因组。此外，还有来自肠道中所有虫子的遗传物质（基因）。有人称肠道为"第二基因组"或"第二大脑"，因为里面所有的遗传物质都来自虫子。不仅这里的微生物群的遗传物质超过人类基因数量，而且这些肠道细菌也对人类健康产生重大影响。

由美国国立卫生研究院（NIH）资助的人类微生物组项目，其重点是了解微生物组在人体内的作用。它提供了很多关于肠道在人们感受和对疾病反应方面的作用的重要信息。从项目得知，微生物群在建立和维持免疫系统方面发挥着关键作用。许多人称肠道为"内部健康监测器"，它负责监测随饮食一起进入口腔的细菌和病毒，并防止这些细菌和病毒造成的感染进入血液成为系统疾病。肠道参与生产维生素、必需氨基酸和脂肪酸。它还影响人体如何利用脂肪和糖，这对于了解肥胖是如何发生的非常重要。[1]参见**关注点1**。

> ## 关注点1
> ✔ 肠道细菌是如何增加你的患病风险或肥胖风险的？

微生物群直接影响人的健康。拥有一个脆弱的微生物群会使人面临患病的风险。错误的微生物群的增殖可能使人更易患自身免疫性疾病，例如炎性肠病和1型糖尿病，以及增加肥胖、感染和患抑郁症的风险。它还可能增加患过敏症的风险。[2]微生物群会随着年龄的增长而变化，其中存在的细菌类型也会根据饮食和接触的抗生素而发生变化，这些可能导致肠道内某些微生物过度生产或生产不足。许多专业人士都认为，"第二个基因组"在决定人们健康与否方面起着至关重要的作用。

微生物组是如何产生的？

当人类出生时，他们会通过母亲的阴道（产道），并接触母亲的微生物组。当婴儿通过阴道分娩出生时，来自母亲阴道的菌群会进入婴儿的肠道。如果婴儿是剖宫产出生的，母亲皮肤上的菌群就会进入婴儿的肠道。肠道细菌的组成会根据婴儿是母乳喂养的还是配方奶喂养的、婴儿是吃米糊的还是因感染服用了抗生素而发生变化。[3,4]然后，婴儿在地板上爬行并吮吸他们的玩具，他们接触其他人、宠物和植物，所有这些都被细菌覆盖着，滋养着婴儿的肠道。他们去户外接触泥土玩，泥土中含有所有有价值的微生物。他们抓草吃，舔宠物舔过的东西，获得更多的菌群。接触少量病原体会增强人体免疫系统。然而，肠道细菌的组成和比例也会根据人们是否患过病、是否服用过抗生素，以及吃过什么而发生改变。接下来，你将理解所有的这些改变意味着什么，哪些是好的，哪些是坏的。参见**关注点2**。

✔ 基于你的出生方式及你小时候接触过的东西，想想你
的菌群会是怎样的。

Ps 和 Fs：普氏菌（prevotella）和厚壁菌门（firmicutes）

肠道中有数以百万计的微生物，人们对它们中的大多数知之甚少。一些研究显示，确实有几种类型的肠道细菌会随着饮食而改变。普氏菌和厚壁菌门就是这样的两类肠道细菌，它们的数量会根据人们摄入的食物而变化。当摄入高脂肪食物时，厚壁菌门比普氏菌多；当减少脂肪或碳水化合物摄入时，普氏菌会增加而厚壁菌门减少；当摄入纤维时，肠道中的普氏菌又会增加。实施胃旁路手术也会增加普氏菌数量。

曾经有研究人员进行过一项针对非洲农村居民和非裔美国居民的研究。[5]非洲农村居民的饮食多为素食，纤维含量很高，摄入的动物性食品很少；而非裔美国居民的饮食中动物脂肪含量高，蔬菜少，纤维含量也低。有趣的是，非洲农村居民的肠道中以普氏菌为主，而非裔美国居民的肠道中则以厚壁菌门为主。研究进一步发现，非裔美国居民患结肠炎较多，而非洲农村居民患结肠炎较少。然后，研究人员更换了他们的饮食，结果发现他们

的菌群优势也发生了变化——非洲农村居民的肠道改为以厚壁菌门为主，而非裔美国居民的肠道改为以普氏菌为主。最重要的是，更换饮食后，非洲农村居民的结肠炎患病率增加了，而非裔美国居民的结肠炎患病率减少了！[6]这个研究发现太酷了！参见图2。

图2 饮食的改变等于菌群的改变

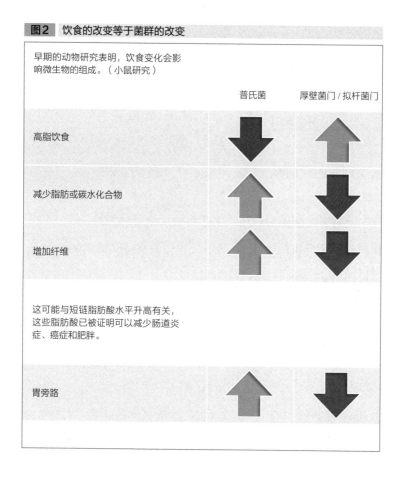

早期的动物研究表明，饮食变化会影响微生物的组成。（小鼠研究）

	普氏菌	厚壁菌门/拟杆菌门
高脂饮食	↓	↑
减少脂肪或碳水化合物	↑	↓
增加纤维	↑	↓

这可能与短链脂肪酸水平升高有关，这些脂肪酸已被证明可以减少肠道炎症、癌症和肥胖。

| 胃旁路 | ↑ | ↓ |

短链脂肪酸

另一个需要注意的重要概念是，当细菌分解食物时，它们会释放短链脂肪酸（short-chain fatty acids，SCFA）。三种主要的短链脂肪酸分别是丁酸盐、乙酸盐和丙酸盐。短链脂肪酸与炎症减少有关，并且具有抗肿瘤的作用（抗癌作用）。前面提到的对非洲农村居民和非裔美国居民的研究，其中非洲农村居民体内具有更多的短链脂肪酸，但随着他们转为低纤维、高脂肪饮食，短链脂肪酸的比例减少了！所以可以认为，植物基底的饮食伴随较高数量的短链脂肪酸。[6]

肠道细菌的代谢物

肠道中的细菌会产生许多代谢物（新陈代谢所需或在新陈代谢过程中产生的物质）。其中一种代谢物是三甲胺N-氧化物（trimethylamine N-oxide，TMAO），它是在摄入富含磷脂酰胆碱（phosphatidylcholine）的食物时产生的。磷脂酰胆碱的主要来源是鸡蛋、肝脏、牛肉和猪肉。当摄入这些食物时，食物会在肠道中被加工，并形成代谢物三甲胺和TMAO。在克利夫兰诊所进行的一项研究中，研究人员发现TMAO水平升高与主要不良心血管事件的风险增加有关。[7]在这方面仍需要做大量的研究来证实它们之间的因果关系。这项研究对我们来说最佳的部分是，研究人员还给素食者（vegetarians）和纯素食者（vegans）吃肉，他们在摄入食物后，被发现肠道内的TMAO没有像杂食者那样增加。是因为素食者和纯素食者的肠道细菌与杂食者不同，才有不同的反应吗？这还需要持续关注和研究。

肠道中产生的另一种代谢物是脂多糖（lipopolysaccharide，LPS），这是细菌加工的另一种副产品。肠道细菌会产生脂多糖以应对高脂肪饮食，这会引发肠道渗漏（更多关于肠道渗漏的内容，见第50～55页）。[8]有害的感染性细菌也可能携带大量脂多糖。抑制细菌过度生长的抗生素会降低脂多糖的水平。同样，某些益生元（肠道菌群的食物）和益生菌（来自食物或补充剂的真实细菌）也会降低脂多糖的水平。在一项针对7000名糖尿病患者的研究中发现，糖尿病患者的脂多糖水平高于非糖尿病个体。[9]当高脂肪饮食的小鼠被给予益生菌时，它们的胰岛素抵抗水平降低了，脂多糖水平也降低了。[10]与非洲农村居民体内相似的部分短链脂肪酸可以抑制脂多糖和其他指示炎症的蛋白质（细胞因子触发的促炎标志物）。[9]与健康对照组相比，研究人员注意到，阿尔茨海默病和孤独症患者的脂多糖水平更高。[11,12]参见关注点3。

> ## 关注点3
> ✔ 你的饮食方式决定你体内会产生多少炎症，而这是慢性病出现的基础原因。

▶ 肠道渗漏（the leaky gut）

除了肠道细菌，肠道渗漏或肠道渗透性也是需要了解的部分。肠道由小肠和大肠组成。它的表面积为3000平方英尺（约278平方米）。微生物或肠道细菌就生活在这个表面上。表面积越大，人们的吸收和消化能力就越好。小肠内有大量的肠绒毛，它们是小肠中负责吸收的突起。这些绒毛的外层细胞是人体的第一道防线，因为这些细胞最先接触进入肠道的物质。它们就像棋盘上的棋子、队伍中的"步兵"。参见图3。

图3 肠道是如何工作的?

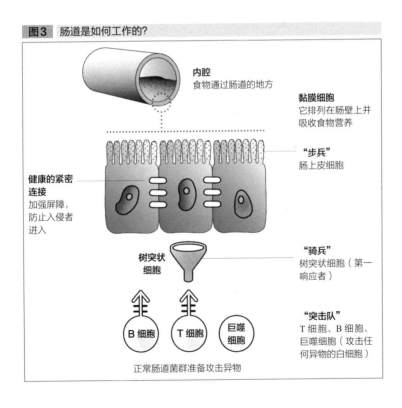

内腔
食物通过肠道的地方

黏膜细胞
它排列在肠壁上并吸收食物营养

"步兵"
肠上皮细胞

健康的紧密连接
加强屏障，防止入侵者进入

树突状细胞

"骑兵"
树突状细胞（第一响应者）

B细胞　T细胞　巨噬细胞

"突击队"
T细胞、B细胞、巨噬细胞（攻击任何异物的白细胞）

正常肠道菌群准备攻击异物

在这些细胞之后是肠道树突状细胞，它们类似于有分叉的小树，通常被认为是第一响应者。肠道树突状细胞好像队伍中的"骑兵"。它们更有能力应对病原体的进入。这些细胞之间紧密连接，像阻止感染的路障。但是，如果这些连接中断并且入侵者进入，免疫细胞（T细胞和B细胞）就会到达，它们是活跃的免疫战士，精英中的精英，好像体内的"突击队"一样，随时准备攻击任何侵入身体的外来物质。正如哈佛大学教授和儿科胃肠病学家阿莱西奥·法萨诺（Alessio Fasano）博士所说，"肠黏膜（肠道）是战场，需要识别朋友和敌人并对其进行适当管理，以在耐受性和免疫反应之间找到理想的平衡。"通常情况下，当敌对的细菌和病毒通过肠道时，身体有紧密连接的路障和一支庞大的队伍来应对，以一敌百。

然而，在某些疾病情况下，细胞的紧密连接会出现破绽，使血液接触到异常细菌或细菌副产品。那些异常的副产品可能进入血液并产生炎症反应。"突击队"可以毫不费力地通过短响应（即时响应）来处理这些问题。但随着时间的推移，炎症反应会触发大量炎症细胞形成，这些细胞终将失控并攻击宿主身体的不同部位。

研究人员在乳糜泻（celiac disease）案例中发现了肠道渗漏现象，该研究由阿莱西奥博士发起。患有乳糜泻的人对麸质过敏，麸质存在于小麦、黑麦和大麦中。当对麸质过敏的人摄入麸质时，他们的身体反应很糟糕。慢慢地，他们会出现吸收不良的症状，因为肠道无法吸收任何有用的食物颗粒——肠道过度发炎，炎症同时在他们体内各处肆虐。他们会出现腹泻、腹痛、皮肤变化和关节痛症状，并可能有神经系统表现（neurologic manifestations）。

请注意，麸质过敏与麸质敏感不同。*与乳糜泻相关的麸质过敏引起的免疫变化是一种自身免疫性反应。这种反应会对肠壁造成损害。麸质敏感会导致许多症状，例如头痛、关节痛和疲劳，但它并不一定会损害肠壁。

阿莱西奥博士和其他研究人员已经证明，当对麸质过敏的人接触到麸质时，他们的肠道细胞之间的紧密连接会出现漏洞，因而通往肠道内部的门被打开了。环境诱因，例如乳糜泻中的小麦，就会夺门而入，引发免疫反应。免疫复合物因此形成，然后会破坏肠绒毛。一旦肠绒毛被破坏，它们就不能促进吸收，也不能将人体必需的营养物质分流到血液中。免疫复合物引发全身反应。阿莱西奥博士认为，一定程度的肠道渗漏是件好事。大多数人在肠道的门被打开的短时间里偶尔会出现肠道渗漏。在此期间，免疫系统暴露于外侵物质之下，并学会对其做出反应。但对于乳糜泻患者来说，肠道渗漏数小时后，免疫系统会严重发炎。正如阿莱西奥博士所说，"不管是朋友还是敌人，当发生战斗时，总会带来损害，比如炎症。"参见图4。

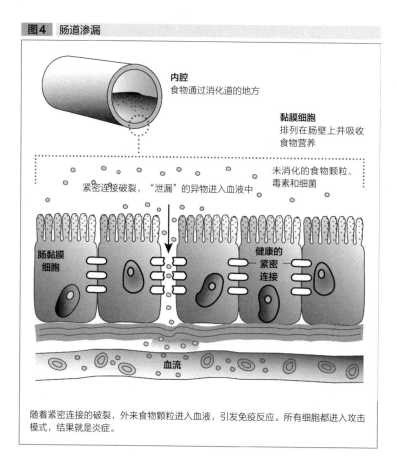

图4　肠道渗漏

内腔
食物通过消化道的地方

黏膜细胞
排列在肠壁上并吸收
食物营养

紧密连接破裂，"泄漏"的异物进入血液中

未消化的食物颗粒、
毒素和细菌

肠黏膜
细胞

健康的
紧密
连接

血流

随着紧密连接的破裂，外来食物颗粒进入血液，引发免疫反应。所有细胞都进入攻击
模式，结果就是炎症。

　　一些环境诱因可以使一个人肠道渗漏数小时，而另一个人仅
几分钟。人一定有对特定事物敏感的遗传倾向。这种倾向不一定
能被解决，因为这种敏感性是从父母那里得到的。但是，只有当
环境诱因出现时，一个人才会真正生病。而人们是能够消除这些

诱因，减少肠道渗漏，减少炎症并治疗慢性病的。参见**关注点4**。

> **关注点4**
> ---
> ✔ 环境诱因会导致肠道渗漏。大多数时候，触发因素是
>   摄入的食物。对于不同的人来讲，食物触发因素是不
>   同的。

　　阿莱西奥博士等人认为，许多自身免疫性疾病在早期受到食
物敏感性和微生物组变化的影响。肠道渗漏与其他自身免疫性疾
病有关联，例如1型糖尿病。[13]1型糖尿病（不同于前面讨论的2
型糖尿病）是一种自身免疫性疾病，即人体自身的免疫系统攻击
产生胰岛素的β细胞。没有胰岛素，身体就无法处理糖类并将
其转化为脂肪形式储存。肠道渗漏在一些人身上触发免疫反应，
攻击胰腺并导致1型糖尿病，而在另一些人身上则导致红斑狼
疮、类风湿性关节炎或多发性硬化症，这其中的关联尚不清楚。
每个人都有不同的遗传倾向和环境诱因。重要的是，除了饮食和
肠道渗漏，炎症还有其他环境诱因。压力和创伤、肥胖和吸烟作
为全身炎症的重要原因不能被忽略。[8]

　　然而尚不清楚的是，是肠道细菌失衡对肠道渗漏的影响大，
还是对特定食物敏感的遗传倾向对肠道渗漏的影响大。换句话
说，是仅仅食物敏感就会引发遗传易感人群的炎症和疾病，还是

需要生态失调（肠道细菌的不健康组合）的配合？我们相信是需要一整套情况配合的，即遗传易感性、接触致敏食物和异常的肠道菌群。据推测，肠道菌群会根据人的饮食而发生变化，而某些肠道变化会增加肠道渗漏的风险。这些肠道变化以及由此产生的高水平脂多糖似乎也与肠道渗透性增加有关，宿主免疫系统最终达到慢性炎症的恒定状态（即始终处于慢性发炎状态）。[8]在一项研究中，高脂肪喂食的小鼠表现出对小分子的渗透性更高，连接蛋白减少或发生改变，这意味着高脂肪喂食的小鼠体内的细胞之间无法产生紧密的连接。因此，细菌副产品可以进入小鼠的血液中。[14]在慢性肾病患者中，可以看到与小鼠相同的细菌明显过度生长和生态失调，并且有证据表明他们的肠道屏障遭到破坏。[15]我们认为，这正是在莫妮卡医生身上发生的情况。她有疾病的遗传倾向，她对乳制品敏感，并且肠道菌群异常，综合起来，就是一场"完美风暴"。

该研究十分具有开创性，但仍处于早期阶段；然而它为微生物群变化与肠道渗透性之间的重要联系提供了线索。肠道可能是引发许多炎症状况的关键。正在进行的研究将高纤维饮食与短链脂肪酸增加联系起来，以确定该饮食是否会减少炎症状况。

但是等等，还有？！肠-脑轴（the gut-brain axis）

还有更多值得研究的部分。虽然希波克拉底（Hippocrates）

早在公元前460年就说过，所有疾病都始于肠道，但我们对其重要性的理解却相对较晚。肠-脑轴是1880年代建立的一个概念，这个概念指出大脑和肠道之间的联系，这种联系是通过自主神经系统（前面章节讨论过）发生的。脑-肠轴由连接大脑和其他器官的神经分支组成，是呼吸、吞咽、排尿和消化等潜意识活动的控制中心。自主神经系统分为肠神经系统（enteric，肠道神经系统）、交感神经系统（SNS，战斗或逃跑）和副交感神经系统（PNS，休息和充电），它们都在调节胃肠功能方面发挥作用。这些神经连接通过迷走神经建立，迷走神经提供从大脑到横结肠的纤维。迷走神经的刺激不仅会引起心率的变化，还会引起肠道蠕动的变化。肠道蠕动是将食物残渣加工成粪便并去除所有重要营养物质的活动。缓慢的蠕动表明食物的加工速度很慢，在粪便中可以看到食物成分。

正如之前所讨论的，当人们感到压力的时候，交感神经系统就会被激活，人们的感官变得更加敏锐，人们看得更清楚，听得更清楚，想得更清楚。参见**关注点5**。人们的心率会增加，以便心脏可以将更多的血液泵入基础器官。人们的血压会升高，流向大脑的血流量增多。同时，人们的疼痛敏感性会减弱，膀胱收缩和肠道蠕动会减缓。当人们放松时，副交感神经系统会被激活。人们的心率减慢，肠道蠕动增强。这是有道理的。因为如果被追赶，人们需要更快的心率和更高的血压，需要增强感官，不必去关注要不要小便和会不会饥饿的事，也没有精力去担心疼痛。而当人们放松时，心率和血压下降，此时能体会到饥饿感，肠道和膀胱也恢复工作速度，人们也有精力去关注疼痛并处理它。

> ## 关注点5

✔ 急性压力如何影响你的思维方式？想象一下过度的压力会让你感觉如何。有没有感觉像一只被车灯照到的鹿？

虽然肠道和大脑之间的联系早已确立，但迷走神经如何与微生物群相互作用，并不完全清楚。这可能与肠道产生的神经递质、激素和短链脂肪酸有关。神经递质和激素是来自大脑、直达肠道的化学信号或通信者，反之亦然。例如，色氨酸（tryptophan）是由肠道产生的。它与睡眠功能有关，是蛋白质的主要组成部分。与情绪有关的血清素（serotonin）一部分在肠道中产生。大多数抗抑郁药是选择性血清素再摄取抑制剂（SSRI），这意味着它们可以防止血清素分解。有了血清素，人们的情绪就会稳定下来。反之，没有血清素，人们就会患上抑郁症。参见**关注点6**。短链脂肪酸，即肠道产生的脂肪酸，已被证明可以改善记忆力和保护大脑。只有通过最近的研究和正在进行的研究，我们才能进一步增加对迷走神经作用的理解。

✔ 有多少人在服用 SSRI？它的唯一作用就是增加体内的血清素。但想象一下，如果你治愈了肠道，你会多出多少血清素？

这些关于肠–脑轴的研究通常是在小鼠身上进行的，它依赖于一个概念——"无菌宿主"，即这种动物理论上没有微生物群（没有肠道细菌）。宿主小鼠通过剖宫产分娩，喂食无菌牛奶，并在无菌环境下饲养，以确保它们没有微生物群。在没有微生物群的情况下，小鼠的焦虑样行为、重复性动作和记忆力下降明显增多。研究人员还注意到生化和分子变化，例如皮质醇（压力激素）水平变化。令人惊讶的是，还有一些基因功能也发生了改变。与具有微生物群的宿主相比，无菌宿主的影响学习和记忆的基因发生了改变。

数据表明，当恢复正常的微生物群，或是向无菌宿主提供益生菌时，宿主的许多行为发生了变化，如焦虑、社交和其他生化过程，都可以逆转。[16] 这是一个惊人的发现。当然，它需要更多的研究和人体实验。

之前提到，肠道微生物产生的许多代谢物也是大脑中的神经递质。与血清素和色氨酸一起，组胺（histamine，参与免疫反应）也由肠道产生。多巴胺（dopamine）是一种引起血管扩张的化学信使。色氨酸不仅是蛋白质的组成部分，还是另一种神经递质——血清素（可以促进睡眠）的组成部分。这些都是肠道产生的重要代谢物。有趣的是，在一项研究中，当无菌宿主的肠道被重新定殖（recolonized）时，这些宿主的血清素水平和社交意识功能没有改变，这表明在一定年龄或一段时间之后，肠道对人体的改变会减弱。

微生物群在精神疾病和神经退行性疾病中的作用可见一斑。孤独症（autism）是一种神经认知障碍，与社交技能（如认知）下降和间或重复行为有关。遗传因素和环境因素被认为对这种疾病的发展有影响。大部分孤独症谱系障碍患者伴有胃肠道（GI Tract）主诉。据我们了解，9%~70%的孤独症患者都有胃肠道问题。最近的数据表明，孤独症谱系障碍与微生物群之间存在联系。无菌小鼠已被证实缺乏社交技能，并且表现出孤独症谱系障碍常见的重复行为增加。[17]研究表明，益生菌可以减少肠道失衡，改善胃肠道不适，并减少免疫系统异常。当然，益生菌是否能改善行为问题还有待观察，需要进行大型随机对照实验。[17]

我们已经看到，肠道菌群在身体感知方面发挥着重要的作用。我们也知道，童年时期暴露于各种环境对于保持这些虫子强壮并具有良好的攻击性很重要。在现代，由于使用抗生素及卫生条件的极大改善，人们肠道中的细菌也发生了变化。研究已经证明，饮食可以改变肠道菌群，而低营养的食物与心脏病、阿尔茨海默病和孤独症有关。植物基底的全谷物饮食有助于改变微生物群的构成，从而产生更多的短链脂肪酸，这对于维持强大的免疫系统和改善整体健康至关重要。总之，要建立起一个认知框架，将慢性病和微生物组联系起来。随着研究的更加深入，慢性病的治疗也一定会发生变化。

虽然遗传倾向无法左右，但自身的环境触发因素是可以控制的，比如控制吃什么。目前认为易引发肠道渗漏的常见食物（食物不耐受）包含动物性食品，特别是红肉，以及乳制品、加工食品和麸质。*所有这些都将在本书后面讨论。通常，许多自身免疫性疾病的治疗必须从做减法开始，找到人们最容易受到影响的环境触发因素。这个理念是饮食调整的基础。

• 这里的红肉、乳制品和麸质，指的是美国常规民生产品，即谷物饲育肥牛肉、加工类红肉、规模饲养动物的乳制品，以及品种改良过的麦麸。——译者注

卫生假说

卫生很重要。毫无疑问，正确的洗手技巧显著降低了全球感染率。然而，随着时间的推移，人们的行为发生了变化，正如卫生假说所解释的那样。因为更加意识到卫生设施的重要性及其在感染中的作用，所以人们倾向于对大部分物品进行清洁和消毒。正是因为人们具备了这些知识——卫生设施可以防止细菌传播，

所以那些影响孩子健康的疾病数量大大减少。但人们是不是走得太远了？人们是不是过于清洁了？能去除皮肤上99%细菌的洗手液和杀菌肥皂对人们有什么影响？这真的是好事吗？研究表明，那些生活在群居大家庭里、卫生条件远不如现在的人，并没有患上现在的人患上的疾病。他们的哮喘和过敏症都较少。[18]你知道美国有多少人对花生过敏吗？·在过去，这些问题都是不存在的。

·在美国，花生过敏人群数量很高。——译者注

随着医疗服务的普及，越来越多的家长会在孩子患有常见疾病时带他们去看医生。人们一感冒，就去找医生开抗生素药物。而大多数时候，这些所谓的感冒是由病毒引起的，抗生素药物对病毒感染基本无效。但可能因为来自患者的压力，或者其他什么原因，医生都会给患者开，而抗生素会破坏患者的肠道菌群。所以，这样的医疗服务真的正确吗？

人们是否被过度治疗了？在身体的自然防御系统发挥作用时，是不是可以先简单地监测疾病而不是立刻动手治疗？随着现代社会的变化，我们注意到，身边出现了越来越多的过敏症、自身免疫性疾病和炎性肠病病例。[19]

许多健康专业人士（包括我们）坚持认为，应该让卫生这件事自然而然地发生。他们建议：只要没有喷洒杀虫剂，就不要阻止孩子吃土；不要怕孩子弄脏；让宠物舔孩子的脸；不要用杀菌

皂剂喷洒所有的东西；不要用杀菌肥皂或使用含酒精的洗手液洗手。除非是在医院工作或经常受到感染威胁，否则人们接触的细菌对自身的微生物群是有益的。肠道会因此变得强健，肠道屏障也变得更坚固。所以，请滋养你的菌群。

▶ 益生菌

益生菌被定义为"当给予足够量时能带来健康益处的活生物体"。[20]对益生菌的关注始于最近对乳糖不耐受的研究，即身体无法分解乳糖。乳糖是牛奶的关键成分。人随着年龄的增长，身体为分解乳糖而产生的乳糖酶的数量会减少。因此，由于乳糖吸收不良，人们便会出现腹胀、胀气和水样腹泻。现在已经发现，给这些人提供含有活益生菌培养物的酸奶可以减少他们的不耐受反应。[21]

胃肠病学家和科学家已经开始研究酸奶中有什么，可以使其相较于牛奶让人更能耐受。在酸奶的生产过程中，作为原料的牛奶被发酵，从而产生乳糖酶。酸奶培养物中产生了几种细菌，其中两种有益菌株是保加利亚乳杆菌和唾液链球菌嗜热亚种。[22]多项研究表明，摄入不同量的酸奶可减少乳糖吸收不良的症状并提高身体耐受性。在急性腹泻疾病中，其他乳酸杆菌菌株已被用于临床治疗。

在一项重要研究中，287名3岁以下患有急性腹泻疾病的儿童接受了益生菌结合口服补液的治疗，而不是仅仅实施补液治疗。服用益生菌的儿童病症时间更短，病情更轻。[23]此外，在多项研究中发现，旅行时服用益生菌的人患旅行者腹泻的概率降低了近50%。[24]研究人员对不同的优良细菌菌株进行了研究，其中部分菌株被发现是对人体有益的。

关于益生菌的作用，最有趣的部分已经超出用于治疗肠道相关疾病的范畴。在一项研究中，孕妇在分娩前和母乳喂养期间服用益生菌，或者如果婴儿是用配方奶喂养的，那么将益生菌添加到婴儿的饮食中。接受益生菌的新生儿得湿疹的数量减少了50%，并且这种状态可在其出生后持续4年。[25]还有数据表明，受试者服用益生菌后，龋齿（蛀牙）会减少。益生菌还可能在改善炎性肠病方面发挥作用。[26]许多动物研究，以及对少数人进行的研究表明，益生菌在减轻类风湿性关节炎的症状方面发挥作用。[27,28]新研究发现，益生菌通过降低肠道渗透性和防止坏菌"安家落户"，对有炎症特性的全身疾病有潜在的益处。[29]

益生菌的作用让我们相信，治愈肠道可以治愈身体。补充肠道所需的健康好菌，可以避免免疫系统过度活跃而引发常见感染和炎症性疾病（如类风湿性关节炎和湿疹，以及可能的炎性肠病和糖尿病）。健康的肠道菌群也可能在预防癌症方面发挥作用。

益生菌有显著的益处，我们也会根据具体情况给患者使用。非处方益生菌补充剂的问题在于使用的细菌类型和数量存在很大差异。另外，FDA（美国食品药品管理局）也没有对这些产品进行安全检查。所以我们经常建议患者在饮食中添加含有天然益生菌的食物，例如酸菜、泡菜和丹贝（一种源自印尼的发酵食品，类似豆豉），尤其是在肠道很不舒服的时候，可以想想如何让这些天然益生菌走进你的生活。

总结

1. 微生物群与身体的其他系统也有联系。它们对人们的感知、饥饿程度及对疾病的反应都有影响。

2. 环境暴露会影响人们肠道菌群的强健程度。不要惧怕弄脏，事实上，那一点脏滋养了肠道细菌。

3. 饮食是许多肠道变化的触发因素，它使人们面临潜在的疾病风险。

4. 植物基底饮食会产生更多的短链脂肪酸，这对人体免疫系统及减少炎症很重要。

5. 天然益生菌有滋养肠道的作用。

给你的处方

1. 别害怕弄脏。

2. 避开免洗凝露，使用普通的肥皂。

3. 尽量避开高脂肪食物，因为它们会触发产生人体内的有害代谢物，并对慢性病有潜在的影响。

4. 避免那些会触发肠道渗漏的食物。不同的食物会成为不同的人肠道渗漏的诱因，但它们都可能导致慢性病。关注食物对身体产生的影响。

5. 有强健的肠道才能有强健的身体。

6. 调整至全谷物或以植物为基底的饮食。

第 **7** 章

修复肠道

减法的作用

案例 1 简是一位62岁的女性，她因劳累时气短来诊所看病。她中度超重，患有高血压、高胆固醇血症和前驱糖尿病。

她平时不怎么运动，当开始实施步行计划时，她惊讶于自己的呼吸竟这么急促。莫妮卡医生指出，简的血压到了临界高点，但心电图正常，压力测试的结果正常。医生建议她改变饮食方式，同时服用降胆固醇药物。简听说他汀类药物与记忆和肝脏问题有关联，所以想要在服药之前尝试改变饮食方式。

医生和简讨论了她需要从现在的饮食中减掉哪些食物。在接下来的3个月里，简逐渐减少食用动物脂肪，包括乳制品。她的胆固醇水平下降了80个点，血压也开始恢复正常，医生开始让她停止服药。简体重减轻了10磅（约4.5kg），现在状态看起来棒极了。

案例 2　罗伯特是一位65岁的男性，莫妮卡医生认识他多年。他近期开始有直肠出血的状况。因此，他表现出明显的贫血（血细胞计数低），并且由于严重贫血开始出现劳累性胸痛。即使走到洗手间这么短的距离，他也会感到胸口疼痛。罗伯特被送到医院，在那里他需要输4个单位（800毫升）的血。他还做了内镜检查和结肠镜检查，结果显示他有憩室病，结肠内有异常外突，所以容易出血。这些外突不能用药物修复，因此罗伯特被建议选择高纤维饮食。在入院期间，他还接受了压力测试，结果显示心脏的两个区域在压力下血流减少。住院医生建议他做心导管插入术。但罗伯特拒绝了，他想与自己的心脏病专家莫妮卡医生商量一下。罗伯特出院时，医生给他开了多种药物和大便软化剂来改善肠道状况。

莫妮卡医生认为，心导管插入术没有实质性的意义，因为患者必须能够服用血液稀释剂才能考虑进行心导管插入术和支架置入术。即使放入了支架，罗伯特在使用血液稀释剂时也很容易再次出血，因为他仍然患有未经治疗的憩室病。随着更多的出血，他可能会再次出现胸痛，即使此时支架已经就位。莫妮卡医生认为罗伯特需要的是治愈憩室病。她让他严格节食，并在他的饮食清单上减掉了除鱼以外的所有动物性食品，让他转为植物基底的全谷物饮食。3个月后，罗伯特没有再出现直肠出血情况。他的血细胞计数明显上升，不再贫血。他已经停用大便软化剂，排便规律到连他自己都不敢相信。他也不再有任何胸痛。6个月后，莫妮卡医生再次对罗伯特进行压力测试，他心脏部分的血流都很正常。这简直不可思议。

健康的关键有时是做减法而不是做加法。为了抑制或治疗慢性病，人们必须尽量减少对身体施加可能引起炎症的压力。最重要的压力之一就是食物，它会对肠道产生持久的影响。一旦修复了肠道，身体就进入了愈合期。本章将深度讲解如何开启这个治愈旅程。

减法1：从饮食中去除红肉和鸡蛋至少3个月

我们希望你做的第一个减法就是从饮食中去除肉和蛋，从红肉开始。红肉是指饮食中的所有牛肉、猪肉和鹿肉，尤其热狗和香肠。* 给自己做一个至少3个月内完全摆脱这些食物的饮食计划。这段时间可以让肠道修复并恢复健康的肠道菌群，有些人可能需要更

---

* 这样讲是由于在美国热狗和香肠的消耗量非常大，它们都是加工型红肉。——译者注

长的时间。在第一个6周去除肉类后，我们建议接下来去除鸡蛋。对一些人来说，鸡蛋比红肉更难放弃。尝试在6周内完全去除鸡蛋，如有必要，以后可以偶尔将它们添加回来享受一下。但肠道需要这段时间来修复。最后，我们希望你也停止吃家禽（火鸡和鸡肉）。*但这个放到后面再讲。

• 这两样也是在美国消耗量极大的食物品类。——译者注

为什么这种减法很重要？回想一下，红肉和鸡蛋会导致肠道产生TMAO（参见第48页），这会促进心脏斑块的形成。蛋黄的胆固醇含量也很高。我们还知道，素食和高纤维饮食与降低TMAO相关。[1]其他研究将红肉与心脏病联系起来，因为红肉含有过量的饱和脂肪。[2]包括红肉在内的高脂肪饮食会导致产生脂多糖（LPS）。回想一下，脂多糖是造成生态失调和肠道渗漏的原因，在许多慢性病患者体内大量存在。红肉是炎症的诱因之一。

关于肉类的有害影响，还有什么？肉类中的盐分可能与高血压有关。肉类中用作防腐剂的硝酸盐与血管扩张不良（内皮功能障碍）和胰岛素抵抗有关。[3,4]另一方面，我们从迪恩·欧尼什（Dean Ornish）医生的早期工作中得知，心血管疾病的患者在改为低脂肪的植物基底饮食后，心脏动脉中的斑块减少了。[43]迪恩医生在哈佛受训，他开创性地做了很多关于植物基底饮食和心脏病相关的早期工作。我们还从考德威尔·埃塞尔斯廷（Caldwell Esselstyn）最近在克利夫兰诊所的工作中了解到，严格坚持植

物基底饮食可以减少斑块形成并增加流向先前限制区域的血流量。[5]参见**图1**。

图1 红肉和鸡蛋对健康的负面影响

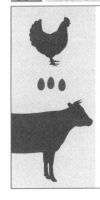

吃红肉和鸡蛋会导致肠道出现以下问题：

- 产生促进心脏斑块形成的 TMAO。
- 饱和脂肪摄入增加——与心脏病有关。
- 增加体内脂多糖的产生——导致肠道菌群失调——导致肠道渗漏和炎症。
- 盐摄入增加——与高血压有关。
- 硝酸盐摄入增加——内皮功能障碍和胰岛素抵抗。
- 杂环胺水平升高——自由基增多——增加患癌症的风险。

· 这里的红肉是指美国的谷饲红肉、加工红肉，鸡蛋是指洋鸡蛋。——译者注

红肉还与许多癌症的风险增加有关。[2]硝酸盐衍生代谢物、多环芳烃和杂环胺（HCA）都是可能的致癌物（carcinogens），它们存在于红肉中。[6]烤肉是在高温下烹制的。当肉在烤架上被烤熟并有部分变得炭黑时，就会产生 HCA 并可能导致癌症。红肉中过量的铁也可能引发一些潜在的致癌物质。[7]红肉也被认为是氧化应激的一个原因，它是一种应激源，会引发自由基形成，而自由基被认为是癌症的起点。[2]

· 这些代谢物主要来自于红肉的烧烤煎炸等烹饪方式。——译者注

关于饮食减法的数据令人信服。红肉和鸡蛋应该被淘汰。这可能有些严厉，但疾病的影响不容小觑。如果你想保持健康，就必须做

· 这里的论点还是有地域差异的。这里指的是美国的育肥红肉和洋鸡蛋。——译者注

出这样的改变。我们的建议是慢慢开始，小心翼翼。

鱼和家禽呢？事实上我们认为，你应该至少拿掉所有的鸡肉。人们将鸡肉视为比红肉更健康的选择，虽然它可能是一种稍微健康一点的选择，但实际上并不是那么健康。1980年代以来，（美国）鸡肉的摄入量显著增加，红肉的消耗量下降了30%，但慢性病持续存在且发病率持续升高。鸡肉对身体来说仍然太容易引发炎症了，其胆固醇含量也很高，会产生TMAO。在红肉和鸡蛋之后，我们建议你从饮食中去除所有鸡肉。我们有充分证据证明，鱼是可以降低猝死和冠心病风险的唯一食物，这可能是因为它富含omega-3脂肪酸（有关脂肪酸的更多信息，参见第117～122页）。[8,9] • 数据表明，每周吃两份或更多份富含脂肪的鱼（鲭鱼、三文鱼、金枪鱼）与降低患心脏病的风险有关。如果你想在饮食中保留肉，那就保留鱼吧。

• 根据美国人的饮食环境和习惯，这里的鱼指的是深海鱼。——译者注

有趣的是，墨西哥的塔拉乌马拉印第安人被称为"健康战士"，因为他们是非常活跃的山地跑者，他们几乎没有冠状动脉疾病。他们的饮食中至少有90%是豆类和玉米。他们摄入的蛋白质94%来自植物源，只有6%来自动物源。他们摄入的脂肪，33%源自植物（蔬菜、豆类），67%源自动物（肉类）。[10]他们吃的大部分蔬菜是玉米和豆类。他们的胆固醇来自每周两个鸡蛋和很少的肉类。他们的钙主要来自在石灰石板上制作的玉米饼，因

为玉米饼会从石灰石中吸收一些钙。[10]

那是说，不能偶尔吃吃肉吗？这个问题有点难回答。我们知道，吃肉对身体不好。治愈微生物组3个月后，身体能不能承受吃点肉？也许——但很难说。莫妮卡医生说，因为她有慢性病，所以她可能不能。她觉得自己必须尽可能接近"完美饮食"，因为她不想再次生病。其他没有慢性病的人能灵活一些吗？考虑到心脏病是悄然发生的，1/3突然死亡的心脏病患者之前没有任何症状。我们必须充分考虑一个人具有的所有危险因素后，再确定他有多少弹性空间可用。参见**关注点1**。

> **关注点1**

✔ 计划3个月不吃肉或不吃蛋，让肠道有时间修复。在那之后，是否可以偶尔吃点肉或蛋？也许吧，我们也不知道。每个人的身体都会有不同的反应。

每个人都应尽力而为。少吃总比多吃好。想想另一种选择可能给你带来的：感觉糟糕，甚至痛苦，并且患上慢性病。健康的、无肉的饮食不值得一试吗？

这对很多人来说很难，他们一生都在吃肉和土豆，根本无法想象没有它们的日子。我们总是提醒他们，减掉它们很难，但

服药也很难。如果这样做意味着可以让你停止服药，你会如何
选择？

减法2：去除乳制品——全部去除

乳制品是指由奶牛产的奶所衍生的食物。所以，去除乳制品
意味着去除牛奶、奶酪（芝士）和黄油。从农场的奶牛那里获得
的牛奶，会进行巴氏杀菌。巴氏杀菌是将牛奶加热到高温，然后
迅速冷却的过程；目的是杀死那些使牛奶变质的微生物，以延长
牛奶的保质期。

巴氏杀菌很有效。它使人们有足够的时间将牛奶从农场安全
地转移到杂货店，并在开封后还可以保存10天。如果不进行巴
氏杀菌，牛奶被端上餐桌时就已经充满了有害细菌，孩子们喝了
就会生病。

然而，巴氏杀菌不仅可以清除细菌，还可以杀死帮助人体分
解牛奶的酶。[11]当这些酶被破坏时，人体就无法处理牛奶。许多
人对牛奶过敏或对牛奶不耐受就是因为缺乏乳糖酶。这些乳制品
也会引发肠道渗漏。[12]随着乳制品进入肠道，肠道细胞之间的紧
密连接就会破裂（前文提到过，肠道细胞之间通常连接紧密，如
果出现破绽，则会发生肠道渗漏），牛奶的分解产物进入血液，
免疫系统被激活，身体产生免疫复合物，开始攻击某些部位。参

见**图**2。

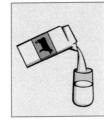
我们知道,慢性炎症会增加患心脏病和癌症的风险。在一些研究中,当乳制品被植物性蛋白质来源取代时,心血管疾病的发病率会降低! [13]炎症也是骨质分解的诱因。因此,建议多喝牛奶以降低骨折风险是一个"矛盾"。[14]有许多研究表明,增加乳制品摄入与心血管风险之间存在联系。[15,16]在针对小鼠的后续研究中,研究人员进行了广泛的核查以评估乳制品摄入量带来的影响。一项研究评估了每天喝超过3杯牛奶的人与每天喝不到1杯牛奶的人的差异:喝更多牛奶的女性骨折率和死亡率更高,喝更多牛奶的男性死亡率也更高,而骨折率没有显著差异。喝更多牛奶的人的炎症和氧化应激标志物水平也更高。[14]

在为期12年的护士健康研究中,每天喝2杯以上牛奶的护士发生骨折的次数并不比每周喝不到1杯牛奶的护士少。[17]有趣的是,在同一项研究中,那些从乳制品中摄入更多钙的护士骨折的风险更高。从非乳制品中摄入钙的护士则骨折的风险并未增加。[17]

多项大型实验的荟萃分析表明，补充钙并没有降低髋部骨折的发生率。[18]这意味着服用钙补充剂并没有降低骨折的发生率。在服用钙补充剂但没有获得足够维生素 D 的人中，骨折的风险甚至可能略高。

让我们看看世界各地骨折发生的情况。在印度、日本和秘鲁等国家，钙摄入量不到美国每日推荐摄入量（每天300毫克）的1/3，在这些国家发生骨折的风险极低。骨折风险最高的国家实际上是国民饮用大量牛奶的国家，如挪威、瑞典、冰岛、丹麦和美国。这些研究表明，喝牛奶可能并不像人们以为的那么好！参见**关注点 2**。

> **关注点 2**
>
> ✓ 生活在牛奶消耗量较少的国家的人骨折也较少。

我们还注意到，高钠和高蛋白饮食的人吸收的钙较少，而通过尿液排出的钙更多。[19]在护士健康研究中，那些每天摄入超过95克蛋白质的护士相较于每天摄入少于68克蛋白质的人更容易骨折，风险高出20%。[20]研究人员怀疑，饮食中蛋白质和钠摄入量较低的人可能需要较少的钙。肉类和蛋类中的蛋白质含有高浓度的硫酸氨基酸，这会导致尿液中的钙流失。素食饮食中蛋白质摄入量通常低于非素食饮食。然而，值得注意的是，护士健康研究中的两组受试者都超过了推荐的每日蛋白质摄入量（RDA）。这或许可以解释为什么在吃较少红肉和摄入较少脂肪的国家，人们需要的钙通常更少。

我们相信，构建骨骼需要许多成分，其中钙对骨骼的发育非常重要，但人们不知道自己需要多少钙，也不知道将钙引入身体的正确方法。除富含钙的饮食外，丰富的维生素D和维生素K也很重要。在护士健康研究中，研究人员发现，与食用非乳制品获得钙源的女性相比，食用乳制品获得钙源的女性骨折风险更高。参见**图3**。

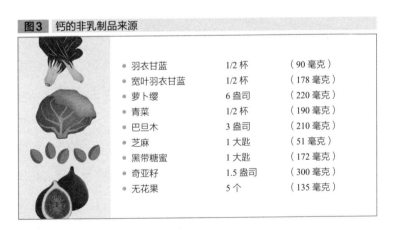

图3 钙的非乳制品来源

● 羽衣甘蓝	1/2 杯	（90 毫克）
● 宽叶羽衣甘蓝	1/2 杯	（178 毫克）
● 萝卜缨	6 盎司	（220 毫克）
● 青菜	1/2 杯	（190 毫克）
● 巴旦木	3 盎司	（210 毫克）
● 芝麻	1 大匙	（51 毫克）
● 黑带糖蜜	1 大匙	（172 毫克）
● 奇亚籽	1.5 盎司	（300 毫克）
● 无花果	5 个	（135 毫克）

非乳制品来源也含有丰富的钙，如西蓝花、羽衣甘蓝、宽叶羽衣甘蓝、萝卜缨（170克含有220毫克钙）、白菜、杏仁（85

克含有210毫克钙）、葵花籽、干豆和黑带糖蜜。亚麻籽和芝麻也是钙的另外两个重要来源。[21]羽衣甘蓝等低草酸蔬菜中的钙很容易被人体吸收，因此它们是植物基底饮食中钙摄入的可行来源。[22]参见**关注点3**。

> **关注点3**

✔ 菠菜富含钙，但菠菜中的钙主要以草酸钙的形式存在，这实际上可能会导致你从尿液中流失钙，流失过多钙会使你易患肾结石。吃菠菜可以补充铁和维生素，但不一定补充钙。可以多吃低草酸蔬菜来补钙。

▶ **维生素D**

维生素D对骨骼健康也非常重要。它会帮助人们吸收钙而不至于在排尿时流失钙。当暴露在阳光下时，人体皮肤会产生维生素D。然而，在纬度40度以上的地区，冬季的阳光强度不足以将维生素D转化为活性形式。防晒霜虽然可以有效防止晒伤，但会抑制维生素D的产生。因此，无论是否喝牛奶，许多人都缺乏维生素D。牛奶中不含维生素D，所以要用维生素D来强化牛奶。同样，杏仁奶也要用维生素D来强化。有数据表明，每日摄入剂量700～800 IU的维生素D可以降低成人髋部骨折的风险。[23]不过儿童的适用剂量并不相同，具体剂量应与儿科医生讨论。

▶ 维生素K

维生素K是另一种对骨骼健康很重要的维生素。数据显示，每天摄入少于110微克的维生素K会增加骨折风险。在护士健康研究中，每天吃1份蔬菜的人发生骨折的概率只有每周吃1份蔬菜的人的一半。[24]弗雷明汉心脏研究证实了这一观点。[25]西蓝花、羽衣甘蓝、抱子甘蓝、宽叶羽衣甘蓝都是维生素K的良好来源。

饮食中的其他物质也可能增加患骨质疏松症的风险。例如，过量的咖啡和咖啡因可能会增加肾脏从血液中清除钙的能力。在弗雷明汉骨质疏松症研究中，饮用含咖啡因的软饮料的老年女性骨折率高于未饮用的女性。[26]

基本论点：没有数据表明，乳制品可以降低患骨质疏松症的风险。人们确实需要钙，但不需要太多。同时，人们还需要补充维生素D和维生素K来帮助钙增强骨密度。吃富含钙的非乳制品是我们提倡的。指南建议50岁以下的人每天摄入1000毫克钙，绝经后的女性每天摄入1200毫克钙。没有科学数据证实，喝牛奶比摄入其他替代品更有效。人们应该把大量富含钙的绿色蔬菜（也富含维生素K）和足量维生素D作为饮食的重点。

▶ 牛奶和癌症呢？

研究表明，牛奶摄入量与膀胱癌和前列腺癌存在相关性，与结肠癌也有潜在联系。[27]对每天喝3杯以上牛奶的女性观察发现，半乳糖与卵巢癌之间也存在联系。[28]在哈佛一项针对男性专业人士的研究中，与不喝牛奶的人相比，每天喝2杯以上牛奶的男性患前列腺癌的风险明显增加。[29]在另一项研究中，摄入超过2000毫克钙的男性患致命性前列腺癌的概率几乎是不摄入钙的人的2倍。有不少人猜测，为超量产奶给奶牛注射不同激素，摄入这样的奶牛生产的牛奶，会增加人们患生殖系统癌症的风险。[30]最近的研究也将牛奶与痤疮的增加联系起来，这可能与牛奶中的激素有关。[31]

《中国研究》（*The China Study*）一书的作者T. 科林·坎贝尔（T. Colin Campbell）也认为，过量食用动物性蛋白质可能对健康有害。他专门进行过大鼠和小鼠研究，结果表明，酪蛋白（牛奶蛋白）占比20%的饮食会促进动物患肝癌，而当动物喂食的酪蛋白占比减少5%时，它们的肿瘤生长就会减缓。哪怕是将饮食从高酪蛋白转变为低酪蛋白，结果也是一样的——酪蛋白摄入减少会抑制肿瘤生长。食用含20%酪蛋白食物的动物在100周时全部死亡。[32]尽管这些研究是基于大鼠和小鼠的，但它们确实说明了摄入过多酪蛋白的潜在问题。

▶ 牛奶和自身免疫性疾病呢？

牛奶与炎症和氧化应激有关。[33]牛奶如何引发炎症尚不完全清楚，很可能是通过肠道渗漏（见第50～55页）。对某些人来说，牛奶就像麸质一样，会引发肠道细胞原本的紧密连接断裂，让食物进入血液。这些食物会引发肠道防御系统的攻击，从而引起全面的炎症反应：上火。莫妮卡医生坚信，乳制品引发了她的肠道渗漏，激起了疾病的自身免疫反应。而去除乳制品的饮食方法则治愈了她。

▶ 酸奶（yogurt）和酸牛奶（sour milk）呢？

在研究中，当人们喝酸牛奶或酸奶时，并没有发现引发与牛奶相同程度的炎症。事实上还发现了负相关，即酸奶和酸牛奶不会增加炎症，而且可能会减少炎症。[33] 这个发现可能与这些发酵食品中几乎不含乳糖和半乳糖有关，它们还可能具有

• 酸牛奶是一种在天然条件下经过轻度发酵后的牛奶，微微带酸。——译者注

益生菌的抗氧化和抗炎作用。[34] 它们对人体的影响很可能与其他乳制品不同。如果你必须选择乳制品，这些产品是可以选择的。

▶ 日常生活中的牛奶

有大量数据表明，喝牛奶的人寿命会更短，而且值得注意的是，喝牛奶的人骨折率并没有降低。牛奶有助于强健骨骼的流行观念需要重新被考虑。莫妮卡医生的孩子被学校告知，他们的饮食很糟糕，因为里面没有牛奶。如果他们购买校餐，他们就必须喝牛奶，因为健康的校餐总是包含牛奶。这是正确的概念吗？

美国人吃的几乎所有东西都含有黄油和奶酪（芝士）。如果你在墨西哥餐厅吃到黑豆，它上面会撒着一点切达干酪。如果你点了一份沙拉，通常也会得到一点马苏里拉奶酪或帕玛森干酪。意面酱和汤中都会有稀奶油。毫无疑问，要在日常饮食中去除这些是很困难的。然而，一旦你因为做了减法而身体感觉更好，你就会发现这些牺牲是值得的。

所以，从冰箱里取出牛奶，换成杏仁奶或豆浆；市场上有许多可供选择的品牌，有不加糖的和原味的。尝试喝冷藏区的饮品，因为它们含有较少的添加剂。你甚至可以买巧克力杏仁奶，它很好喝。

放弃用牛奶制成的黄油，改用含有植物甾醇（plant sterols）且不含部分氢化油的植物基底玛琪琳。或者更好的选择是，所有类型的黄油都不要吃！当改用植物基底的玛琪琳时，你很难注意到口味上有差异，所以就算完全不使用，你也不会觉得不好吃。你还可以找到椰子、大豆和杏仁奶做成的酸奶。

扔掉你的奶酪，用植物性奶酪替代品作为过渡。它们的味道与奶酪不太一样，但大部分可以像奶酪一样融化、切碎、涂抹。最终，你可以完全不吃奶酪。莫妮卡医生现在根本不想吃奶酪。说来奇怪，当初她对乳制品如此上瘾，喜欢了那么长时间，而现在她似乎一点都不怀念。参见**图4**和**关注点4**。

图4 牛奶的替代品

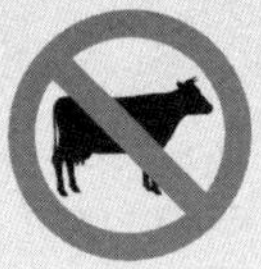

● 豆浆和豆乳酸奶	● 腰果稀奶油
● 杏仁奶和杏仁酸奶	● 坚果奶酪
● 椰奶和椰乳酸奶	

> ### 关注点 4
>
> ✔ 下次再点比萨或其他外卖的时候，试着要免奶酪的。你可能会觉得怪，但是基本上所有商家都能满足这样的要求。

▶ 蛋白质摄入得足够吗？

人们非常关心，去除了乳制品、鸡蛋或肉类的饮食是否还能够提供足量的蛋白质和钙。这也是我们被问得最多的问题。对于那些刚刚开始转变仍在吃鸡肉和鱼的人来说，蛋白质来源是显而易见的；而对于已经提升到下一个水平并完全去除所有动物性食品的人来说，我们保证你会获得足够的蛋白质！人们不会再缺乏蛋白质，除非他们真的在挨饿。世界上一些优秀的运动员选择的是植物基底饮食。莫妮卡医生在完全换成植物基底饮食后完成了她的第一次铁人三项。所以即使是植物基底饮食，也会让你感到精力充沛。事实上，摄入植物性食物且不加糖（正如我们教你尽可能不要吃加工食品），你可能会比以前拥有更多的能量。

减法3：去除加工食品

加工食品是那些已经被改变自然状态的食品，这里指任何经过罐装、冷冻、脱水、巴氏杀菌或以其他方式改变的食品。

加工是一件坏事吗？不一定。通常人们通过罐装、冷冻或脱水来加工食品以延长其保质期。例如，对食物进行巴氏杀菌可以杀死有害细菌，使食物在货架上保存更长时间。然而，巴氏杀菌通常也会破坏食物中对热敏感的营养物质。许多加工食品含有大量的饱和脂肪、油和盐。油性的、油炸的和高脂肪的加工食品保质期一般更长。问题是过多的脂肪和油会增加人们患心血管疾病的风险，而过多的钠（盐）也会增加患高血压的风险。

人们还通过添加防腐剂来延长加工食品的保质期。有时钠（盐）用于保存食物，例如制作火腿（ham），而有时候人工防腐剂被直接添加到食品中。防腐剂和人造香精通常具有高度的炎症性，会引发慢性病的恶性循环。许多加工食品中还含有高果糖玉米糖浆（high-fructose corn syrup），这是一种人造甜味剂。几十年前，因为糖太贵了，便宜的玉米糖浆被引入食品市场。现在，玉米糖浆在美国的食品市场中占很大比重，甚至在番茄酱中也有很多玉米糖浆！高果糖玉米糖浆的问题在于它是一种加工过的非天然甜味剂，因此我们相信它是具有炎症性的。高果糖玉米糖浆还会阻止人们产生停止进食的自然欲望，让人们很难感到饱。

看看有多少食物被装在袋子里，连续几周放在货架上售卖。食物是不应该被存放那么久的。它应该会变质，而没有过度加工和添加防腐剂的食物都会变质。但有时候，人们确实需要方法来保存食物，以度过严冬或是在长途跋涉时食用。罐头和脱水食物就是很好的选择。

另一种加工形式是精制食品。通常人们购买的食物已经从全谷物加工成了零碎残余物，比如燕麦片。原始的燕麦又大又厚，至少1~2毫米厚。而你购买的速溶燕麦片，燕麦只有原来的1/10厚，它们已经被刨成了薄片，因为这样更容易食用，而且也方便人们用微波炉在很短的时间内把它们弄熟。但是，它们的纤维成分的所有益处都消失了。面包也类似。小麦已经被处理得薄而细碎，然后被制成更容易吞咽的面包，但人们也同时失去了吃面包的所有益处。这就是面包被冠以恶名的原因。精制食品具有最少的纤维和营养价值。我们希望人们摄入的食物松散点、粗糙点，这样更利于消化，更利于增加胃里食物的密度，更让人们感到饱。

第一次开始去除加工食品时，首先要对装在塑料包装里出售的食品说"不"。这确实很困难，因为超市里货架上几乎一半都是袋装食品。我们建议，你可以去面包店购买现制的面包，因为那里的面包通常不含人工防腐剂；你可以一周购物几次，只买新鲜食物，吃完了再去买；你可以亲自下厨，烹煮和享用来自新鲜食材的味道是无比幸福的事情。

▶ 关于罐头食品的注意事项

罐头食品是加工食品，但非常实用，尤其在冬天。虽然我们鼓励你吃新鲜食物，但并不总是有新鲜食物可以吃。选择仅用盐作为防腐剂的罐头食品，例如罐装豆类和蔬菜，食用前彻底冲洗，可以去除约1/3的盐。

另一个不错的选择是干豆。干豆没有防腐剂。不过务必提前计划，因为干豆通常需要在烹饪前浸泡几个小时甚至过夜。使用慢炖锅或高压锅煨豆子效率更高。参见**关注点5**。

> ### 关注点**5**

✔ 罐头食品不是敌人。在理想情况下，不吃罐装的蔬菜，要吃新鲜的。然而，罐装豆类在某些紧急情况下非常有用。罐头食品中确实含有盐（它往往被作为防腐剂），这是负面的。限制盐分对心力衰竭患者最重要，如果他们患有高血压，就一定要限制食用罐头食品。但大多数人吃罐头食品是没问题的。彻底冲洗它们可以去除大约1/3的盐。

减法4：减糖

加工甜味剂是全世界最常见的食品添加剂。截至2009年，美国人平均每年消费超过130磅（约59千克）的加工甜味剂！[35] 这意味着平均每人每天消费1/3磅（约160克或36茶匙）。这一数量几乎是美国心脏协会指导的女性每天24克加工糖（约6茶匙）的7倍，男性每天36克加工糖（约9茶匙）的4倍多。[36] 举一个非常简单的例子，一瓶355毫升的软饮料平均含有约40克的添加糖，远远超过建议的每日糖摄入量。

人造甜味剂之所以存在是因为它们被认为是白砂糖的低热量替代品。人们认为，当他们喝含有人造甜味剂的咖啡时，他们不会变胖。这是真的吗？在一项基于人群的研究中，研究人员对474人进行了近10年的随访。研究发现，那些喝无糖饮料的人的腰围比不喝的人增加70%；那些每天喝2种或2种以上无糖饮料的人与不喝无糖饮料的人相比，腰围增加了500%！[37]

另一项研究是在被喂食人造甜味剂阿斯巴甜的大鼠身上进行的。随后大鼠出现空腹血糖水平升高，胰腺 β 细胞水平提早下降，胰岛素水平下降，这种不匹配现象表明存在胰岛素抵抗。这项研究表明，饮用无糖饮料可能会增加患糖尿病的风险。[38]

2013年的一项最新研究表明，减肥饮料会导致肥胖。[39]《自然》（*Nature*）杂志最近的一篇文章将人造甜味剂与生态失调（微生物组破坏）和胰岛素抵抗增加（前驱糖尿病）联系起来。[40]这些研究表明，人造甜味剂不是更好的选择，甚至可能更糟。我们不相信减肥饮料，它使肥胖问题恶化。喝减肥饮料，只是在自欺欺人。参见图5。

图5　人造甜味剂的替代品

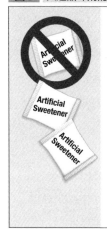

不要使用人造甜味剂。它们不会让你减重，反而可能会让你体重增加。它们也是促炎的。

首先尝试不加糖的咖啡或茶！随着时间的推移，你会习惯的。

糖是一种"毒品"，随着时间的推移和平缓的戒断，你将不会再想念它。

在选择"不添加糖"之前，可以尝试这些选项：

- 枣（非常适合烹饪，超级甜）
- 蓝莓（非常适合烹饪，超级甜）
- 苹果酱
- 蔗糖（普通糖）
- 蜂蜜

我们宁愿你吃糖，也不愿你吃人造甜味剂。

　　大多数加工食品对人们有害。饼干和蛋糕在货架上放置了数周，大量的防腐剂使它们得以保持湿润的口感。食物中又添加了人造甜味剂，因而被贴上"零热量"的商品标签，但人造甜味剂是化学物质，它会让人生病。所以务必学会阅读商品标签，避免吃加工食品。

　　如果想吃饼干，就自己做吧。加入新鲜的糖，或者换成枣、苹果酱和香蕉来增加甜味。购买新鲜的食材，你将永远不会因此在健康问题上出错。使用搅拌器制作南瓜面包和玉米面包，将鸡蛋换成苹果酱（如果用苹果酱，就少放点油）和泡打粉，将牛奶换成椰奶。如果想吃比萨，自己揉面团，用红比萨酱，再放上新鲜的蔬菜。不要用奶酪！参见图6。

图6 烘焙中的原料替代品

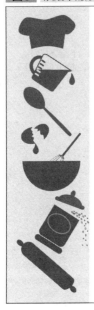

鸡蛋替代品
- 豆腐泥——1/4 杯豆腐泥 =1 个鸡蛋
- 苹果酱（可用于烘焙）——1/4 杯苹果酱加 1 茶匙泡打粉 =1 个鸡蛋
- 马铃薯淀粉——2 大匙马铃薯淀粉 =1 个鸡蛋
- 李子——1/4 杯李子泥 =1 个鸡蛋
- 浸泡过的亚麻籽——用 3 大匙水兑 1 大匙磨碎的亚麻籽，浸泡 5 分钟
- 香蕉——1/2 个香蕉 =1 个鸡蛋

乳制品替代品
- 杏仁或豆浆
- 大豆奶酪替代品
- 搅碎的腰果制成的美味乳脂状沙拉酱，或有酵母营养的浓郁奶酪
- 豆乳酸奶或椰奶酸奶

还有哪些有害的食物？

有太多人完全不知道每天吃的食物中有什么。人们经常在食物成分表上看到从未听说过的名字，默认为它们都是安全的。现

在人们吃的大多数东西是包装好的，人们根本没有机会接触到食物的源头。

阅读食物成分表可能让人有些害怕，大多数人甚至懒得看它。我们希望你在阅读完以下内容后，能成为一名真正的"成分侦探"，在购买任何加工食品之前都能侦查和评估包装上标识的所有成分。

部分问题在于人们已经失去了与食物的联系。今天美国的许多城市居民还没见过新鲜食物是如何种植的，不知道它们是如何在其原生气候中生长的，更别说自己种植了。现在，用新鲜食材烹饪家常饭菜在许多家庭中是难得一见的。人们太依赖加工食品，已经习惯于在餐厅用餐和吃快餐。

我们希望政府和食品行业能保护消费者免受潜在的有害成分的侵害。但情况并不那么乐观。越来越多的人接触到对人体来说非天然的食品，包括：

- 转基因作物（GMOs）；
- 人工色素和香料；
- 高果糖玉米糖浆和人造甜味剂；
- 加工脂肪，包括氢化油，甚至反式脂肪；
- 来自经常食用转基因饲料的动物的天然饱和脂肪；
- 化肥和农药；

- 过度加工的精制食品；

- 可能含有药物的动物性食品，包括抗生素和生长激素。

转基因作物（GMOs）

转基因作物是通过将外来细菌、病毒、昆虫和其他来源的基因插入宿主植物或动物的DNA中进行基因改造的植物或动物。最初在20世纪90年代引入食品供应中，植物中的转基因部分通常通过基因改造，使植物能够承受大量的农药施用，或者使植物自身产生类似使用农药一样的作用。插入的基因来自与原始植物或动物具有不同DNA的活生物体。目前在美国，没有标签法要求食品制造商对转基因食品进行标注，因此你甚至不知道你吃的是不是转基因食品。美国生产的大部分玉米和大豆是转基因的。

转基因的主要优点是它创造了一种更耐用的产品，可以潜在地增加粮食产量，这对于快速增长的世界人口来说是非常重要的。但我们能听到种种担心的声音，担心转基因食品会影响身体处理食物的方式，从而引发炎症并导致慢性病。各种动物研究表明，转基因食品对健康有潜在的危害，但完成的人体研究很少。2011年在加拿大完成的一项人体研究发现，在加拿大孕妇和非孕妇的血液中都发现了一些与转基因食品相关的杀虫剂。[41]这着实令人担忧，但转基因食品对人体的真正影响尚不清楚。

美国环境医学学会在2008年向其成员建议，他们应该对患者进行有关转基因作物潜在健康危害的教育。[42] 总的来说，我们建议尽量选择有机食品而避免选择转基因食品。最常见的转基因食品是玉米、大豆、菜籽油和棉花籽油。西红柿、土豆、木瓜也经常经过基因改造。

> 👤 **给你的处方**

致力于减法。减法将净化你的身体并治愈你的微生物群。

1. 从去除红肉开始，持续6周。

2. 6周后，去除鸡蛋，尤其是蛋黄（它是鸡蛋中胆固醇的来源）。

3. 再过6周，开始用植物性替代品代替乳制品。

4. 3个月后，向减掉鸡肉迈进。

5. 杜绝高度加工食品，从自然的角度安排饮食。

6. 戒掉添加糖和假糖（代糖）。

7. 吃新鲜的食物。

8. 每周去购物几次而不是一次。

9. 如果想吃饼干，就自己烤。

第 **8** 章

超级食物

绿叶菜、豆类、碳水，加回来！

莫妮卡医生还年轻时，一直在与体重做斗争。她总是觉得自己超重，所以她吃减肥能量棒，喝健怡可乐。她有时会狠狠饿自己几天，每天至少称体重一次，但通常会感到失望。在莫妮卡医生生了3个孩子之后，她病得很重，她开始学习如何吃饭。她不再吃任何减肥食品。仅仅这样吃饭几周后，她就感觉特别好。

在上一章中，我们花了很多时间讨论从饮食中去除哪些食物（毒素）以促进肠道恢复。与所有需要平衡的事物一样，我们必须通过为身体补充资源来平衡去掉的部分——补充营养的和有助于恢复精力的食物。本章将重点关注饮食的加法，这与前面讲的饮食减法一样重要。

加法1：水果和蔬菜

几个世纪以来，人们一直在强调水果和蔬菜的重要性。水果含有维生素A和C以及钾。蔬菜提供丰富的纤维、维生素A和C、铁、镁、钙、钾。它们甚至有蛋白质。水果和蔬菜富含植物营养素（phytonutrients）和植物甾醇（plant sterols）。这些植物营养素已在许多实验中证明是对人体是有益的。在急性压力期，植物营养素会激活压力信号，这对细胞防御很重要。[1]植物营养素可以帮助人们抵御损伤和疾病。植物营养素也是抗氧化剂。我们在前面讲过，长期的心情苦闷会导致氧化反应并引发自由基困扰，从而促发癌症，增加炎症。因此，植物营养素的抗氧化作用就是减少炎症。

植物营养素可以拆解成一些重要的营养成分，例如类胡萝卜素、类黄酮、白藜芦醇和植物雌激素。水果和蔬菜的颜色越鲜艳，这些成分中的含量就越丰富。不同的蔬菜含有不同的植物营养素，这就是人们常说"吃彩虹餐"的原因。参见**图1**。众所周知，西红柿等红色蔬菜含有番茄红素，据说可以降低男性患前列腺癌的风险。[2]最近的数据表明，它也能帮助降低中风的风险。[3]橙色水果和蔬菜，例如橙子和南瓜，含有β-胡萝卜素等成分。

β–胡萝卜素会带来额外的益处，因为它可以转化为维生素A。
β–胡萝卜素，如叶黄素和玉米黄质，存在于大多数蔬菜中，在
绿叶蔬菜中的含量也很丰富。

图1 食物彩虹

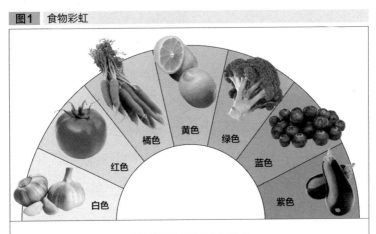

围绕着颜色来准备你的餐桌

白色	大蒜素：大蒜、洋葱、韭菜、细香葱
红色	番茄红素：西红柿、番石榴、西瓜
橙色	β–胡萝卜素：胡萝卜、南瓜
黄色	β–胡萝卜素、类黄酮：橙子和柠檬
绿色	叶黄素、叶酸：羽衣甘蓝、菠菜、芥菜、西蓝花、球芽甘蓝
蓝色	类黄酮：葡萄、红酒、蓝莓、甜菜
紫色	酚类：茄子、葡萄干、李子

　　在眼睛中也发现了大量这些维生素A前体（可转化为维生素
A的物质），它似乎可以预防眼部疾病。[4]红酒和如葡萄、蓝莓等
蓝色水果中，黄酮类化合物含量丰富，如白藜芦醇，它是一种有
效的抗氧化剂，具有扩张血管的作用，有助于降低患心脏病的风

险。[5,6,7]正如对小鼠研究的结果显示，它还具有潜在的抗衰老作用。然而，人体研究尚无定论。[7]由于并非所有水果和蔬菜都含有所有植物营养素，因此食用各种颜色的水果和蔬菜以确保获得所有健康益处是非常重要的。

▶ 多少才叫足够？

几个世纪以来，人们一直在讲水果和蔬菜的益处。然而，目前还不清楚吃多少才算是真的足够。1990年世界卫生组织决定量化推荐量。它建议每天至少摄入400克水果和蔬菜，以降低患心血管疾病和癌症的风险。[8]不久后，英国采纳了每天5份水果和蔬菜的建议。随后法国和德国也开始采纳同样的建议。美国后来对此的态度是多多益善，所以民众普遍认为应该多吃水果和蔬菜。

但是关于水果和蔬菜在对抗慢性病方面的有效性一直存在很多争论。水果和蔬菜在减少心血管疾病方面的作用已在多项荟萃分析中得到证实，并且引人注目，但它们能否降低癌症风险尚不清楚。[9]2013年发表的一项研究表明，当摄入更多的水果和蔬菜时，人们的寿命会更长。[10]这种伴随关系在减少心血管死亡（心脏病）方面最为显著。在同一项研究中发现，对于这种关系，摄入生蔬菜比摄入熟蔬菜的结果更具说服力。参见**关注点1**。

✔ 当摄入更多水果和蔬菜时，人们的寿命会更长！不要过多考虑哪种水果或蔬菜更好，一切都很好。要经常大量食用。•

• 这个观点是基于对美国饮食状况的判断而给出的，中国情况可能有所不同。——译者注

2014年英国的一项分析显示，与每天吃不到1份水果和蔬菜的人相比，吃1~3份水果和蔬菜的人有更显著的生存优势。[11]每天吃7份以上的人的生存优势最高。此外，这项研究表明，多吃不同种类的蔬菜、沙拉、新鲜水果和干果的益处最为显著。摄入罐装和冷冻水果也会带来益处。然而在这项研究中，罐装和冷冻水果被混在了一起，因此无法单独评估它俩的益处。还请注意，罐装水果和干果的含糖量通常比冷冻水果高得多。

虽然一些研究表明蔬菜对整体生存更重要，但也有其他研究表明，水果更好些。[12]我们认为有足够的数据表明它们都是好的。人们经常问哪些水果和蔬菜最有益。我们的答案是，它们都很好，摄入的比例是2份蔬菜：1份水果可能会更好。

水果含有更多的单糖，比如果糖，但它们的纤维和抗氧化剂含量可以降低氧化应激反应。我们会提醒大家，不要大量食用高糖水果，例如菠萝和葡萄；而且要尽量避免吃果干、喝果汁，因为它们的含糖量往往更高，可能会带来潜在风险，尤其是对糖尿

病患者而言。新鲜水果是最有效的，尽量吃整个水果，而且时不时换换水果品种，因为不同水果提供不同的营养。柑橘含有维生素 C，浆果富含抗氧化剂，香蕉富含钾……

糖尿病患者经常说，医生不让他们吃水果。但同样是他们，没有限制地吃着精制面包和饼干，因为他们想吃点甜的，他们饿。我们认为，在一周中的某一天吃任何水果而不是精制面包或饼干都是好的。在大多数情况下，水果对糖尿病患者来说不是问题，而饮食中的其他食物才是真正的罪魁祸首。

总的来说，生吃水果和蔬菜都是很好的选择。然而，有些蔬菜是煮熟之后吃营养才更丰富。人们很难准确记住哪些蔬菜是在煮熟后吃更好，所以我们建议，尽量保持简单，在一天中尽可能多吃不同颜色的蔬菜，无论生的、熟的、冷冻的，都可以。最重要的是，每天吃 7 份以上的水果和蔬菜可以降低患心脏病的风险，并有助于降低癌症和全因死亡率。

许多人一想到每天必须吃 7 份水果和蔬菜，就会感到不知所措。大家经常会问如何将它们加入饮食中去。早上，莫妮卡医生经常吃一根香蕉和两片吐司配鹰嘴豆泥。她吃面包店里做的新鲜面包，这种面包含糖量低，而且没有防腐剂。上午 10:00 左右，她会吃 20～30 根手指胡萝卜，一般会再加上鹰嘴豆泥。午餐她经常吃

> • 这里讲的面包店的面包是指美国人作为主食的面包，不是甜面包。——译者注

一大盘菠菜或羽衣甘蓝沙拉。下午3:00左右，她可能会吃一个苹果。晚餐她经常吃豆卷饼配蒸西蓝花，或一碗米饭和小扁豆配蒸西蓝花或炒白菜。想吃甜点的话，一个橙子就足够了。

仔细想想，每天吃7~10份蔬菜很容易！要尝试多样性，记住吃五颜六色的蔬菜（一定不要限制自己），例如红椒、黄椒富含植物营养素；菠菜富含铁，但不提供钙，它甚至可能会带走你刚从其他食物中摄入的钙；萝卜缨、芥菜、白菜和羽衣甘蓝等都含有大量的钙……要多吃五颜六色的蔬菜以达成互补。参见**关注点**2。

> ## 关注点**2**

✔ 当你考虑今天吃哪些水果和蔬菜时，不必纠结它们都含有什么。只需要记得把颜色吃全就可以了。吃绿色、红色、橙色、蓝色和紫色的水果和蔬菜。不要只停留在一种颜色上，否则你无法得到全部益处。

▶ 关于羽衣甘蓝的几句话

最近，羽衣甘蓝因成为一种超级食物而广受媒体关注。它真的是一种神奇的蔬菜。它含有丰富的维生素 A、钾和镁，还含有铁、钙、蛋白质和丰富的 B 族维生素，包括叶酸，有助于大脑发育。羽衣甘蓝还含有益于降低胆固醇水平的纤维，以及 α-亚麻酸（ALA），它是 omega-3 脂肪酸的前体。ALA 还被证明可以降低患心脏病的风险。[13] omega-3 脂肪酸对减少炎症很重要，它应该成为日常饮食的一部分。羽衣甘蓝还含有叶黄素，有助于预防黄斑变性。我们建议，每周至少吃 3 次羽衣甘蓝。有三种不同类型的羽衣甘蓝：长茎羽衣甘蓝、绿羽衣甘蓝和红色俄罗斯羽衣甘蓝，它们都很不错！被去除的羽衣甘蓝的茎部（很硬，很难嚼，尤其是生的），你可以把它切碎加在汤中。

▶ 果汁和果昔

我们经常听到有关果汁和果昔的问题。完整的水果或蔬菜而非果（蔬）汁，绝对是最好的，应该受到推荐。果（蔬）汁这种液体形式，将水果和蔬菜中所有的纤维都去除了，你再没有什么可咀嚼的东西来刺激你的肠道酶，而这种刺激对良好的消化至关重要。喝果汁，你会获得维生素和大量的糖，但没有纤维。而生吃水果或蔬菜时，你可以从中得到更多。如果你真的非常喜欢喝果汁，那请考虑石榴汁（但也要少量饮用），其中含有许多有效的抗氧化剂。

那果昔呢？使用大功率搅拌机*将水果或蔬菜打碎做成果昔，虽然纤维还在，但可能还是不如完整的水果或蔬菜好，因为纤维被打碎

*国内译作破壁机。——译者注

了。当你吃完整的水果或蔬菜时，你必须咀嚼，这会激活消化酶。完整的纤维可降低胆固醇水平并减少炎症。在一天繁忙的工作结束后，可以来一杯果昔，毕竟它操作起来方便，而且可以很容易一次性吃到很多水果或蔬菜。尽力而为吧。如果果昔对你有效，那就喝它。

加法2：碳水化合物——豆类

碳水化合物（carbohydrates）最近受到了很多不好的评价，下面我们将分享一下关于碳水化合物被低估的看法。如此多的饮食法告诉人们要避免碳水化合物，因为它是体重增加的罪魁祸首。这个概念是许多低碳或无碳饮食法的基础，这些饮食法通常侧重于计算碳水化合物摄入量来减轻体重。但我们不相信这些计算碳水化合物的饮食法。没有碳水化合物，人们会失去很多必需的营养素和纤维。碳水化合物也让人们感到饱足。碳水化合物中的营养素是必不可少的，因为它提供了人们日常生活所需的能量。起床、走路、运动都需要能量。人们摄入碳水化合物时体重增加，在很大程度上，是因为他们摄入的碳水化合物来自精制和高度加工的食品，而非全谷。如果摄入全谷物碳水化合物，你的身体会告诉你什么时候停止进食，而你也会感到饱足且充满活力。

让我们来谈谈化学。碳水化合物可分为复合碳水化合物和简单碳水化合物。简单碳水化合物主要是糖。它适用于短暂的能量爆发，但没有持久的效果。碳水化合物的结构越复杂，分解它所需要的时间就越长，从而导致血糖水平升高的幅度越小。这就是升糖指数（glycemic index）的概念。升糖指数低的食物结构更复杂——更接近全谷物的程度——需要更长的时间分解，因此只能将血糖升高到很低的水平。那些升糖指数高的食物，如糖果、薯片、饼干和其他加工食品，都是单糖，很容易分解。因为低升糖指数食物需要更长的时间才能分解，所以它们比高升糖指数食物更快地带来饱腹感，且血糖水平的升幅较小。

不过，重要的不仅仅是食物在升糖指数上的排名。天然形式的食物提供了大量的纤维。豆类是碳水化合物，但富含纤维和水，因此它们需要更长的时间才能分解，所以它们不会像精制面包和软饮料等单糖含量高的食物那样快速引起血糖波动；随着时间的推移，它们会逐渐分解。这些复杂的碳水化合物一直为人们提供可观的能量。不过当谈到意大利面时，理解就会变得有点混乱。意大利面是一种低升糖指数食物，这很好，但其纤维含量很低，所以它在人体内的消化速度适中。吃意大利面比吃糖果和饼干要好些，因为后者具有高升糖指数，且不含任何纤维。

虽然水果被认为是简单碳水化合物，但它们对人们有益处，因为它们提供纤维和营养。并非所有简单碳水化合物都有问题。其实，问题在于人们对食物的处理和加工。当人们处理、加工食物时，食物的结构就变得更简单，升糖指数会增加，并且失去了纤维。研究表明，增加纤维摄入与减少心脏病有关。[14]研究还表明，全谷物优于简单或精制谷物。[15]

最基础的复合碳水化合物是豆类。例如，苜蓿、三叶草、小扁豆、豌豆（青豆和鹰嘴豆）、角豆、大豆、花生和罗望子。它们升糖指数低，纤维含量高。参见图2。各种豆类都是极好的食物选择。芸豆、黑豆、海军豆和斑豆，它们都好极了！这些豆类中有很多重要的成分。它们富含蛋白质，而且钾含量也高，许多还含有大量的镁和铁。甚至一些豆类会提供少量的钙。

图2 豆类示例

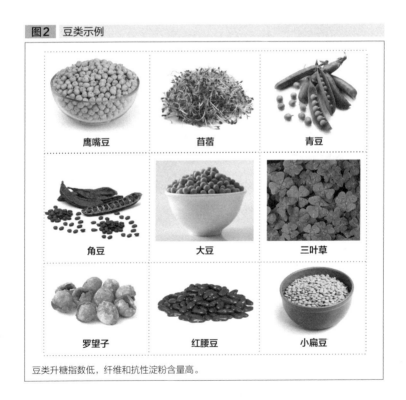

豆类升糖指数低，纤维和抗性淀粉含量高。

豆类还含有抗性淀粉。当抗性淀粉到达结肠时，它们会发酵并形成短链脂肪酸，例如丁酸盐。丁酸盐的产生似乎对维持结肠健康和降低患慢性病的风险很重要。研究表明，丁酸盐在降低发生胰岛素抵抗、中风和高胆固醇风险方面也很重要。它也与降低患癌症的风险有关。[16]豆类真的是令人惊叹的食物！

热量密度（caloric density）

　　另一种饮食方法是基于对食物热量密度的判断。加利福尼亚州圣罗莎麦克杜格尔中心（McDougall Center，Santa Rosa）的杰夫·诺维克（Jeff Novick）是这种饮食方法的大力支持者。热量密度可以视为每盎司食物的热量。食物中的水和纤维会降低它的热量密度，而脂肪和油会增加它的热量密度。研究表明，总体而言，人们每天吃的食物量大致相同，但如果你吃半磅热量密集的食物，比如甜甜圈，那你摄入的热量要比吃半磅生菜多得多，因为生菜热量密度很小。

　　人们还需要食物中的水和纤维来增加饱腹感。比如墨西哥肉酱（chili）的热量密度很高，但如果你在肉酱中加入蔬菜，它的热量密度就会降低，因为蔬菜中富含纤维和水分。研究表明，与吃高脂肪、高热量密度食物的人相比，吃低热量密度食物的人可以吃更多的食物，但摄入的热量反而少。[17]换句话说，如果你吃低热量密度的食物，你完全不必限制分量，你可以吃到饱都不用担心热量超标。疾病控制中心（CDC）指出，吃热量密度较低的食物的人可以在不改变饮食量的情况下消耗更少的热量。[18] 许多研究表明，当人们吃热量密度低的食物时，他们会在不改变进食量的情况下减轻体重，并且会有饱足感。[19,20] 参见**关注点**3和**图**3。

> ## 关注点3

✔ 如果你吃低热量密度的食物，不必限制分量。你可以摄入相同数量的食物，甚至更多，但因为热量密度低，所以你摄入的热量会减少，而且还会感到饱。

图3 低密度和高密度膳食的例子

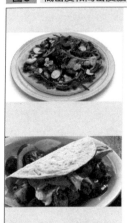

低热量密度型膳食（好）
- 12盎司水（约355毫升）
- 羽衣甘蓝沙拉配鹰嘴豆泥
- 没有奶酪的素比萨
- 或一碗混合豆饭搭配芽苗、洋葱、西红柿和菠菜
- 低热量密度型零食：生食蔬菜和鹰嘴豆泥

高热量密度型膳食（不好）
- 果汁
- 墨西哥牛肉塔可饼佐奶酪丝、酸奶油
- 烤鸡、豆类、酸奶油墨西哥卷
- 高热量密度型零食：燕麦能量棒或奶酪棒

可以在饮食中加入大量的白豆、小扁豆和鹰嘴豆。你可以在沙拉中放入大量蔬菜和豆类而非面包脆来获得饱腹感，或者使用鹰嘴豆泥沙拉酱或意大利醋代替法式沙拉酱（一种加工酱料）来提升沙拉的风味。

燕麦片也有益处，但添加香蕉和覆盆子会使它变得更好，因为这样既降低了热量密度，同时又增加了水果的诸多益处。吃面包没什么问题，但添加鹰嘴豆泥和大量生绿色蔬菜会使它变得更美味，而且还降低热量密度。如此有品质的饮食可以补充并提供日常生活所需的基本营养素，同时不会产生不必要的毒素。添加这些水果和蔬菜对你实现健康目标会产生重大影响。

我们的目的是让你在合理范围内不限制饮食。如果你一直吃正确的食物，你就不必每天称体重或计算热量。我们希望你可以考虑吃全谷物和摄入植物性蛋白质，例如选择豆类。通过饮食可以在很大程度上纠正不良的生活方式。学习吃不习惯或可能不喜欢的食物是很困难的。但我们经常告诉孩子，他们不必喜欢他们吃的所有东西，他们只需要吃掉它们，一旦他们尝试吃了足够健康的食物，就会爱上这些食物。

改变是一项艰苦的工作。健康饮食和适度运动更是一项艰苦的工作。对于一部分人来说，早上不喝一杯加了奶油和糖的咖啡、不吃两片黄油吐司，而仅仅喝燕麦粥、吃水果，那是不可思议的事情。大家总说不想改变，甚至觉得吃肉的同时服用降胆固醇的药物就可以了。但这样有用吗？恐怕是没用的。因为服药胆固醇水平可能会好些，但身体仍然在受发炎、超重和过度疲劳的困扰。人们必须改变。

尽力而为即可。你可以只喝含咖啡因而不含奶乳的茶，偶尔精神崩溃的时候吃点零食（虽然这样做可能会让你身体不舒服），你不用每天都运动，睡得也不用那么多，尽你所能就好，因为这就是生活啊，但每一点点改变都会让你受益匪浅。随着这些点点滴滴的改变，你的精力会越来越好，你的能量不会因为你所吃的食物忽高忽低，因为它们都会在你的系统中被平缓地处理。

以植物摄入为基础的生活方式是节食吗？

以植物摄入为基础的生活方式有效吗？绝对有效。在迪恩·欧尼什（Dean Ornish）的早期工作中，他表示，人们通过改变生活方式可以逆转心脏病。在1996年发表的原创作品中，他指导48名中度至重度冠状动脉疾病患者改变生活方式。他们的饮食是含有10%脂肪的素食餐，他们被鼓励进行适度的有氧运动，并接受压力管理培训和戒烟咨询。在一年多的时间里（更令人惊叹的是五年多后出现的变化），治疗组出现斑块消退，而对照组的动脉粥样硬化有发展。[21]生活方式的改变奏效了！参见**关注点4**。

✔ 你拥有一种工具，它不是药物而又像药物一样有效。想想它带给你的力量有多强。生活方式的改变不仅可以稳定斑块，还可能让斑块消退。

1995年，一项针对地中海饮食（Mediterranean Diet，以富含蔬菜、水果和纤维为特色的饮食）做的评估表明，遵循这种饮食习惯可以降低患心脏病的风险。此外，研究人员认为，乳制品摄入与较高的心脏病风险有关。该实验的研究人员还表示，较高的乳制品摄入量与降低骨折率之间的联系是有限的。[22]在2002年的另一项研究中，研究人员注意到降低冠状动脉疾病风险的最佳饮食是含有非氢化脂肪、全谷物和大量果蔬的饮食。[23]

许多实验研究了果蔬摄入与心脏病之间的关系，并表明增加果蔬的摄入量与降低患心脏病的风险之间存在反比关系。里昂饮食心脏研究（Lyons Diet Heart Study）表明，与已知心脏病患者的常规低脂饮食相比，多吃水果和蔬菜以及 α–亚麻酸（在地中海饮食中发现的）可降低心肌梗死（心脏病）的发生率和死亡率。[24]更多的实验表明，水果和蔬菜在降低血压方面也有较好的表现。[25]

关于全谷物，艾奥瓦州女性健康研究表明，当人们吃更多的全谷物时，他们患心血管疾病的概率会减少。[26]在护士健康研究中，每天吃3份以上全谷物的女性与每天吃不到1份全谷物的女性相比，心血管事件发生率减少了25%！[27]

与标准西方饮食相比，有两项重要的研究强调了植物基底饮食的益处。在护士健康研究中，护士被给予全谷物的植物基底饮食或标准的西方饮食，后者富含肉类和加工肉类、炸薯条和糖果。[28]结果显示，与标准的西方饮食相比，采用全谷物的植物基底饮食的护士的心血管相关风险降低了25%。在卫生专业人员随访研究中也发现了类似的结果。[29]

除了心血管疾病，地中海饮食对其他疾病也有益处。在护士健康研究中，发现采用地中海饮食的女性有更长的端粒，端粒与长寿有关！[30]这个数据令人信服。各种数据显示，以植物基底饮食为基础的生活方式比其他生活方式更健康。

发酵食品简述

发酵是将糖转化为酸、气体或酒精的过程。当有细菌和酵母存在，或是当肌肉缺氧和乳酸堆积时，发酵就会发生。发酵会产生许多有用的细菌，并通过增加维生素和omega-3脂肪酸的数量来增强其营养效果。我们将食用发酵食品视为自然滋养肠道的好机会。它们是天然益生菌。发酵食品有：泡菜（来自韩国的腌制蔬菜)、酸菜(发酵卷心菜)、康普茶(发酵茶)、味噌(发酵豆酱)和丹贝(发酵大豆,类似豆豉)等。你每周可以尝试在饮食中加入几次这样的发酵食品。你不必自己制作它们,买来酸菜、泡菜,搭配着米饭和饼一起吃;或者用豆豉做饭,喝味噌汤。

为什么不节食呢?因为它无效

研究显示,大约2/3的人尝试特定的减肥饮食无功而返。发表在《美国心理学家》(*American Psychologist*)杂志上的一项研究回顾了31种减肥饮食计划及其成功率。研究人员表示,在达到目标体重后,1/3 ~ 2/3的节食者不仅恢复到减肥前的体重,而且大多数还超过了最初的体重。[31]该研究的作者认识到,鉴于随访的实施方式,这个百分比可能低于体重反弹的实际发生率。在其中8项研究中,大约50%的节食者没有参加后续调查,而在许多其他研究中,随访是远程进行的,并没有一个独立机构对参与者进行体重测量,所以参与者的实际体重可能比记录的还要重。

大多数人对减肥遭遇的失败感到不满,所以随着体重回升,他们可能选择了不诚实的态度来回应远程调查。但他们未能减轻体重可能不仅仅是个人的失败,而事实上是他们根本没有学会如何吃饭。

关键是学会如何用完整的、健康的食物来做代替,让它们成为你喜欢的食物。我们希望可以为你提供帮助——不是给你一个短期的饮食法，而是帮助你改变生活方式。

在过去的60年里，我们用软饮料、甜点、蛋糕、馅饼、糖果和冰激凌来庆祝特殊的日子。随着这些食物变得越来越容易获得，曾经只有在特殊日子才会吃，而现在许多人每天都吃这些高热量、缺乏营养的食物，所以人们开始变得超重和肥胖。许多人每一天都在喝软饮料或其他加糖饮料。把这些再叠加到快餐、甜甜圈、甜点、冰激凌中，人们吃了太多人造甜味剂和精制面粉，而它们的热量很高，营养却很少。

在现实世界中，特定的饮食可能很难坚持。大多数饮食计划没有涉及成瘾性进食、人造甜味剂带来的危险、摄入水果和蔬菜的必要性、补水，或是复合碳水化合物、健康蛋白质和脂肪的适当平衡。患者被告知不能吃这个，不能吃那个，但他们没有被告知要吃什么。许多医生说患者无法改变，他们只顾着建议患者改变饮食，而不关心为什么大多数人不遵守。我们相信，不遵守的原因是患者没有被教导如何吃饭。患者需要指导和支持。如果医生以积极的方式向患者传达这些信息，我们相信一定会有更多的人采用更健康的生活方式。

还有一些饮食方法会限制某种常量营养素：比如去掉蛋白质、脂肪或是碳水化合物。而许多流行的限制性饮食方法会建议限制碳水化合物。通过低碳水化合物、高蛋白、高脂肪的饮食，你可以迅速掉重。最近的研究表明，低碳饮食和低脂饮食在减肥方面的差异很小。[32]

低碳饮食使人体进入酮症状态，会加速脂肪减少，这无疑吸引许多人跃跃欲试。对于已经喜欢吃高蛋白、高脂肪食物（如培根、牛排、奶酪和汉堡）的人来说，低碳饮食听起来就是个完美方案——戒掉或严格限制碳水化合物，尽可能吃掉所有的牛排和培根！这些饮食方法往往还不限制食量，鼓励人们多吃。虽然正在减肥，但有些人已经看到了他们的胆固醇水平在升高！你知道我们给这样吃的患者植入了多少支架吗？

酮症是身体燃烧脂肪而非复合碳水化合物（这才是正常的"燃料"）获取能量的结果。人们实际上可以通过测试尿液来确认他们是否处于酮症状态。摄入大量动物性蛋白质可能对肾脏不利，而长时间的酮症状态可能会给肾脏带来更大的压力。对于糖尿病患者、孕妇或被诊断患有肾病的人来说，让身体保持酮症特别困难且有潜在危险。[33]

在这些饮食方法中，人体需要新鲜水果和蔬菜中的复合碳水化合物这一事实被忽略了。复合碳水化合物通常为身体提供燃料，并提供种类繁多的复合微量营养素和维生素，而这些是大多数脂肪和蛋白质所缺乏的。

其他饮食方法通常建议简单地计算热量或计算碳水化合物或两者都有。有许多新的互联网和智能手机应用程序可以跟踪你每天摄入的热量和碳水化合物。但我们不明白的是，只记录热量或碳水化合物并不能显示这些热量的营养价值。简单地减少热量不是目的。当人们限制热量时，他们势必会一直感到饥饿。回想一下，前面提到过，豆类会导致丁酸盐的产生，从而触发瘦素并告诉人们"吃饱了"。而计算碳水化合物和热量只能让人们感到饥饿和不满足。通常一旦体重减轻，节食者就会回到他以前的饮食习惯，不知道控制分量或主动均衡营养，那结果肯定就是体重反弹。

基本论点：暴饮暴食、喝软饮料（加糖或加入工糖）、缺水、以预加工食品为主、缺乏运动是当今大多数美国人发生肥胖的主要原因。节食不起作用，但改变生活方式可以。吃健康、新鲜的全食食物，避免预加工食品，保持充足水分，定期运动，这才是实现以及保持健康体重的终极法则。听起来很困难，但你可以从小改变开始——早上喝一杯水，去散步，买一些新鲜的水果和蔬菜，仔细评估你想买的任何加工食品背面的标签。这才是你应该选择的健康生活！

许多人认为吃健康的全食食物太贵了，事实并非如此。糙米、小扁豆、藜麦和干豆都是便宜的食物。它们提供大量的营养素、纤维、维生素和矿物质。煮熟的干豆是极好的纤维和蛋白质来源。在农贸市场购买新鲜的当地水果和蔬菜，以及在杂货店购买冷冻水果和蔬菜都是降低健康食品成本的有效方法。请始终记住阅读加工食品包装上的标签，以确保没有添加甜味剂或其他不健康的成分。

> **👤 给你的处方**

　　正确的食物选择会对你的健康产生重大影响。

1. 尝试每天吃5～7份水果和蔬菜。多吃蔬菜而不是水果。

2. 每天多吃五颜六色的蔬菜。

3. 试着每天吃白豆和小扁豆。

4. 不要害怕碳水化合物。吃全谷物，会让你整体感觉很好，减肥只是随之而来的附加值。

第 **9** 章

换油：
坚果、种子和牛油果

脂肪和油有什么关系？

　　媒体上有很多关于脂肪的讨论。脂肪是好的，坏的，还是危险的？为了回答这个问题，我们需要解释什么是脂肪以及它的作用。脂肪可以分为饱和脂肪和不饱和脂肪。不饱和脂肪进一步分为单元不饱和脂肪（MUFA）和多元不饱和脂肪（PUFA）。多元不饱和脂肪进一步分为必需脂肪酸（EFA）：omega-3脂肪酸和omega-6脂肪酸。参见**图1**。

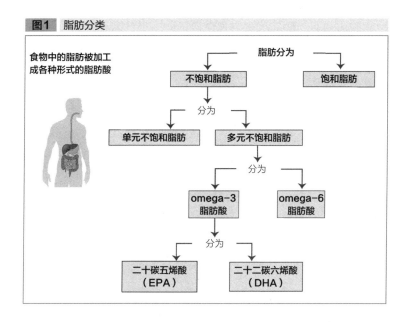

图1 脂肪分类

食物中的脂肪被加工成各种形式的脂肪酸

脂肪分为

不饱和脂肪 　　　饱和脂肪

分为

单元不饱和脂肪 　　多元不饱和脂肪

分为

omega-3 脂肪酸 　　omega-6 脂肪酸

分为

二十碳五烯酸（EPA） 　　二十二碳六烯酸（DHA）

饱和脂肪

　　饱和脂肪在室温下是固体，它们非常稳定，保质期长。饱和脂肪在动物性食品和植物性食品中都有。最常见的饱和脂肪存在于黄油和其他动物性食品中，例如牛奶、奶酪和肉类。含有饱和脂肪的植物产品有椰子油、棕榈油、棕榈仁油、可可脂和牛油果等。大众普遍的感觉是应该避免饱和脂肪，因为它会增加患心血管疾病的风险。1908 年的一个动物实验显示，兔子被给予高胆固醇和饱和脂肪的饮食后，它们发生动脉粥样硬化（atherosclerosis）的概率增加了。[1]在 1950 年代，研究表明，富含饱和脂肪和胆固醇的饮食与人体胆固醇水平升高有关。[2]大约在那个时候进行的流行病学研究还表明，较高的胆固醇可以预测一个人患冠心病的风险。[3]所以这导致了一种饮食心脏病假说——假设摄入饱和脂肪和胆固醇会导致心脏病。[4]进一步的研究表明，摄入过多饱和脂肪对心脏有害。[5,6]因此，对于饱和脂肪的好坏，我们应该没有什么争议。所有心血管疾病预防指南都建议要减少饱和脂肪的摄入。[7]饱和脂肪对健康不利。

等等——有些人可能对最近发布的PURE实验结果感到好奇，因为该实验说饱和脂肪不是我们的敌人。[8]真正的敌人是碳水化合物，而我们刚才却在说饱和脂肪是有害的。正如在对PURE实验的回应中指出的那样，并不是饱和脂肪好、碳水化合物不好，而是饱和脂肪不好且结构简单，而精制碳水化合物则更差。[9,10] •

• PURE 是 Prospective Urban and Rural Epidemiology 的缩写，是于 2017 年完成的跨 18 国的庞大统计学实验。——译者注

基本论点：人们的目标应该是继续避免饱和脂肪和精制碳水化合物的摄入。

但这是两难的。饱和脂肪对食品工业非常重要，因为它的保质期很长。用猪油和其他动物脂肪制成的食物保质期更长。当饱和脂肪被认为不健康时，食品制造商不得不重新考虑如何加工食品。他们的兴趣转向了不饱和脂肪。

向多元不饱和脂肪的转变

当饱和脂肪不再流行时，食品制造商开始用不饱和脂肪作为替代品。上面提到，不饱和脂肪分为单元不饱和脂肪和多元不饱和脂肪。多元不饱和脂肪是在室温下呈液态的脂肪，例如植物油（玉米油），但它也可以在全谷物、坚果和种子等来源中找到。

人们从玉米（玉米油）、种子和其他蔬菜中提取油，提取的是纯脂肪，所有有益纤维和许多其他营养素都被去除。大多数加工油用于制作加工食品、沙拉酱或用于烹饪。研究表明，将饱和脂肪换成多元不饱和脂肪可降低患心血管疾病的风险。[11]但这种替换的问题在于多元不饱和脂肪的保质期很短，这对食品制造商来说是个麻烦，因此导致了最糟糕的脂肪的出现——反式脂肪（见第123页）。多元不饱和脂肪可以分为omega-3脂肪酸和omega-6脂肪酸。

omega-3脂肪酸

omega-3脂肪酸已被广泛研究，它的主要来源是海洋生物。omega-3脂肪酸对于降低甘油三酯（血液中的脂肪）水平很有效。最近对丸剂形式的高浓度omega-3脂肪酸（以二十碳五烯酸乙酯icosapent ethyl形式销售）的研究表明，它可以控制高甘油三酯水平以及有心血管疾病、糖尿病和其他危险因素人群发生心血管疾病的风险。[12]

omega-3脂肪酸还可以降低心律失常的风险，[13]有助于血液稀释，并可能有助于改善血管扩张。[14]研究表明，每周食用2份或更多份深海鱼可以延长寿命。[15]在研究中，海洋omega-3脂肪酸可以显著延长寿命，而当摄入量高达热量占比30%的时候影响最为明显。omega-3脂肪酸由二十碳五烯酸（EPA）和二十二碳六烯酸（DHA）组成，它们已被证明是减少冠心病发病的关键因素。α-亚麻酸（alpha-linolenic acid，ALA）是一种来自植物的omega-3脂肪酸，例如在亚麻籽、菜籽油和大豆油中都有发现，ALA可在人体内转化为EPA和DHA。然而，关于植物来源的omega-3脂肪酸相比于海洋来源的omega-3脂肪酸的有效性存在一些争论，因为植物来源的omega-3脂肪酸转化为DHA和EPA的效率低下。然而，ALA已被证明可以改善心血管疾病并降低心脏病发作风险。[16, 17]参见**图2**。

omega-6脂肪酸

除了omega-3脂肪酸，还有很多关于omega-6脂肪酸的讨论。许多人认为omega-3脂肪酸是"好"脂肪酸，而omega-6脂肪酸是"坏"脂肪酸。真的是这样吗？主要的omega-6脂肪酸是亚油酸（linoleic acid，LA）。亚油酸存在于玉米、大豆、向日葵和红花等食物中。当摄入亚油酸时，它会被分解成类花生酸

（eicosanoids），其中一些会促进炎症、血小板聚集（可能形成斑块）、血管收紧，而另一些则具有相反的作用，促进抗炎、减少血小板聚集、扩张血管。目前我们并不完全清楚每种食物产生的类花生酸的比例或人体内的最佳平衡是什么。

图2 omega-3和omega-6脂肪酸的益处

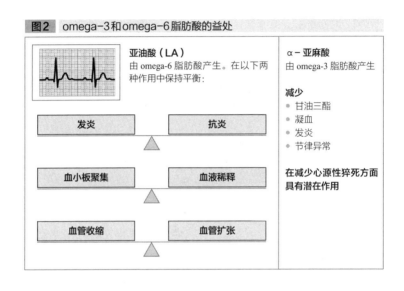

人们通常认为促进炎症、血小板聚集和血管收紧是不好的事情，但身体肯定需要从饮食中摄取一些omega-6脂肪酸来适当地凝血和用适当的炎症来治愈身体的损伤。如果一个人不能凝血，他可能会在割伤自己或摔倒膝盖擦伤时流血身亡！请记住，炎症是对身体损伤的正常反应。它是身体对压力的反应。这种压力会触发身体愈合并对攻击做出反应。然而，随着身体持续受到压力，体内会变得越来越不平衡，从而引发不受控制的炎症。所以，我们需要一定量的omega-3和omega-6脂肪酸，但是哪个比例是刚刚好的平衡，我们尚不可知。

为什么我们不知道omega-3和omega-6脂肪酸的平衡点在哪里？因为omega-6脂肪酸的人体实验并不完美。一些数据表明，较高剂量的omega-6脂肪酸会导致低密度脂蛋白（LDL）氧化并可能促发炎症。[18]其他研究表明，所有多元不饱和脂肪（omega-3和omega-6脂肪酸）都与血管变窄有关。[19]相反，一些研究表明，当用omega-6多元不饱和脂肪替代饱和脂肪时，它具有降低LDL的作用。[20]然而这可能不是因为omega-6多元不饱和脂肪本身有多好，而只是因为它比饱和脂肪好。

遗憾的是，没有临床实验专门研究在饮食中添加omega-6脂肪酸的结果并对其进行评估。许多观察性研究表明，额外添加omega-6脂肪酸的益处很小，或者根本没有益处。[21]但也有两项研究表明，omega-6脂肪酸，亚油酸与减少心脏病发作有关。[22]总体而言，美国心脏协会现在建议人们饮食中5%～10%应该是omega-6脂肪酸，这样做可能会降低冠心病的发病风险。[23]

在饮食中应该加入多少omega-6脂肪酸，以及omega-6与omega-3的摄入比例应该是多少，这些问题仍在争论中。大概率地讲，在饮食中应该实现这两种脂肪酸的平衡，或者摄入比omega-6脂肪酸更多的omega-3脂肪酸。然而，目前美国人的饮食omega-6的摄入量是omega-3的14～25倍。[24]地中海饮食似乎在omega-6和omega-3之间取得了更好的平衡，并且已被证明是可以改善健康状况的饮食。所有类型的脂肪酸似乎在某种程度上都具有有益作用，但事实是，大部分人的饮食可能摄入了过多的omega-6脂肪酸。因此，如果能够达到1∶1或2∶1的omega-6与omega-3的食用比例，则被认为是一个相对好的比例，可以帮助身体达到理想的健康状态，能让身体在受伤时凝血和愈合，在不受伤时控制炎症和凝血。

那么就食物而言，人们应该吃什么呢？参见**图3**。玉米油中omega-6与omega-3的比例最高（48∶1），其次是葵花籽油（13∶1），然后是橄榄油（13∶1）。（重要提示：橄榄油中72%是单元不饱和脂肪，其余是多元不饱和脂肪。）色拉油和大豆油紧随其后，omega-6与omega-3的比例分别为9∶1和8∶1（由TrueNorth健康中心的杰夫·诺维克Jeff Novick提供）。芥花籽油的比例约为2∶1。亚麻籽油可能是最健康的油，饱和脂肪很少，多元不饱和脂肪占比很高，具有良好的omega-6和omega-3比例。但值得注意的是，亚麻籽油不能用于烹饪，因为加热后它可能有害。参见**关注点1**。

✔ 亚麻籽油具有良好的 omega-6 和 omega-3 比例，但不能用于烹饪，加热后它可能对身体有害。

✔ 可以在冰沙中加入亚麻籽油。

✔ 可以在食物煮熟后加入亚麻籽。

✔ 种子要磨碎；未经加工的种子通常对人体无益。

✔ 可以用亚麻籽粉烘焙，在制作面包、蛋糕、松饼时都使用它。

图3 omega-3脂肪酸含量高的食物

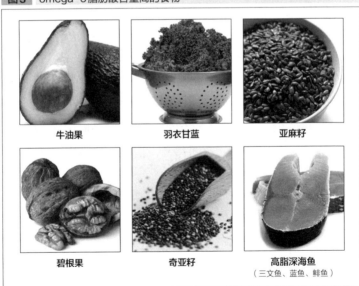

牛油果　　　　　　羽衣甘蓝　　　　　　亚麻籽

碧根果　　　　　　奇亚籽　　　　　　高脂深海鱼
（三文鱼、蓝鱼、鲱鱼）

反式脂肪

从历史上看，多元不饱和脂肪在减少心脏病方面的益处是令人信服的，并且广受热捧，但在食品行业却因其保质期短而陷入困境。因此，食品制造商开始对这些油进行氢化，使其更易于使用和更耐用。于是反式脂肪出现了。食品制造商很容易使用反式脂肪，因为这不是饱和脂肪，饱和脂肪因其潜在的心血管疾病影响而不被消费者欢迎。更重要的是，反式脂肪是多元不饱和脂肪，它被认为是健康的，而氢化使它还具有了更长保质期的额外益处。然而，食品制造商没有意识到，他们正在将剧毒油添加到人们的食物中，这些油实际上比饱和脂肪对人们的心脏危害更大。

对照研究表明，与非氢化不饱和脂肪相比，反式脂肪会增加低密度脂蛋白（LDL）并降低高密度脂蛋白（HDL）。[25]它还会增加体内脂蛋白[a]（一种促炎标志物）和甘油三酯，并且具有降低血管扩张的能力。[26,27]

反式脂肪也增加了患糖尿病的风险。[28]多年来的临床实验显示，反式脂肪对冠心病风险有负面影响。[29]护士健康研究调查了80082名女性，发现与摄入多元不饱和非氢化脂肪的饮食相比，摄入反式脂肪（以及较小程度的饱和脂肪）越多，心脏病发作风险越高。[30]

在反式脂肪盛行的时代，人们更加关注地中海饮食。研究显示，地中海饮食与降低心血管死亡率有关。对地中海饮食中使用的油的分析使大家开始重视橄榄油，视其为"黄金油"，并关注其中单元不饱和脂肪（MUFA）和多元不饱和脂肪（PUFA）的丰富含量。橄榄油含有72%的单元不饱和脂肪，其余部分是亚油酸。你可能还记得，这是一种omega-6多元不饱和脂肪。与饱和脂肪相比，单元不饱和脂肪已被证明可降低人体内甘油三酯和LDL水平，并提高HDL水平。在一些研究中，单元不饱和脂肪已被证明可以改善心血管疾病、糖尿病状况，并缓解氧化应激。[31] 橄榄油还含有丰富的多酚，这些多酚可以减少对细胞的氧化应激反应（减少细胞损伤）。[32]

迄今为止，橄榄油作为地中海饮食中使用的油而备受关注，它被认为是可以改善心脏健康的油。鉴于橄榄油对心血管的益处，人们常常将橄榄油添加到食物中，远超出他们对食物的正常需求。许多患者说，他们吃橄榄油就是因为它对心脏有益。这是正确的做法吗？橄榄油本身真的有益吗？还是说它只是比其他油——饱和脂肪和反式脂肪好一些？

1995年研究人员对非洲绿猴进行了一项研究。[33]它们被给予三种不同的饮食：一种富含单元不饱和脂肪，一种富含多元不饱和脂肪，一种富含饱和脂肪。单元不饱和脂肪和多元不饱和脂肪饮食组的猴子的LDL（坏胆固醇）水平相当相似，均低于饱和脂肪饮食组的猴子。HDL（好胆固醇）水平在饱和脂肪和单元不饱和脂肪饮食组的猴子之间差异不大，而在多元不饱和脂肪饮食组中最低。然而当你观察这些猴子的冠状动脉时，无论它们饮食中的脂肪类型是什么，均出现了动脉粥样硬化——动脉阻塞。单元不饱和脂肪和饱和脂肪饮食组之间的疾病数量相近。如果不管是单元不饱和脂肪、多元不饱和脂肪还是饱和脂肪饮食组的猴子都患上了心脏病，那么你认为油还是个好东西吗？

有趣的是，动脉粥样硬化斑块在多元不饱和脂肪饮食组中最低，而这组中的HDL水平也最低。这可能与LDL颗粒成分的变化和omega-3脂肪酸的增加有关。杰夫·诺维克在普里蒂金（Pritikin）中心工作时也注意到了克里特大学（University of Crete）的一项研究。[34]在那项研究中，研究人员回顾性地观察了心脏病患者和心脏健康的人，发现与心脏健康的人相比，心脏病患者饮食中的橄榄油和脂肪占比更高。还有更多的研究发现都支持任何类型的油都会导致心脏斑块这个观点。

在查看莫妮卡医生的前导师、医学博士罗伯特·沃格尔（Robert Vogel）和马里兰大学的同事的工作时，我们发现了更多信息。医师沃格尔、科雷蒂和普洛特尼克进行了一项研究，他们通过给受试者提供分别代表地中海饮食特色的不同食物（橄榄油、芥花籽油和三文鱼）来观察血管扩张的情况。[35]他们发现，与其他组相比，接受芥花籽油或三文鱼的受试者血管状况更好，管内开放度更好。而橄榄油组的血管开放度降低。研究人员在结论中指出，富含抗氧化剂的食物，如水果、蔬菜、鱼、醋和芥花籽油，是地中海饮食的重要组成部分，而不是橄榄油。橄榄油，也许并不像传说中说的那么神奇。参见**关注点2**。

> **关注点2**
> ---------------------
> ✔ 橄榄油不是神奇的油。不存在所谓对我们最有益的油。所有油类都可能导致心脏斑块。

饱和脂肪、单元不饱和脂肪、多元不饱和脂肪在取代饮食中的复合碳水化合物后，都会增加人体内HDL水平。单元不饱和脂肪中的这种增加略高于饱和脂肪。当使用单元不饱和脂肪以相同重量代替饱和脂肪时，单元不饱和脂肪被认为比饱和脂肪更能降低胆固醇。因此，并不是说这些油都是健康无害的，它们只是比饱和脂肪要好一些。当仔细分析地中海饮食的成分时，我们得到了几个要点。参见**关注点3**。

> **关注点3**
> ---------------------
> ✔ 食用水果、蔬菜和豆类可降低死亡率。这意味着吃这些食物越多，死亡的可能性就越小。

油的热量密度

油是热量密度最高的食物之一，1汤匙油通常提供14克脂肪（略高于120千卡，全部来自脂肪）！人们总是对油中的脂肪含量感到惊讶。所以，当你向沙拉上淋油和醋的时候，想想这个数字。

牛油果

让我们先聊聊牛油果。牛油果是非常神奇的水果。它富含钾、镁、铁、B族维生素以及维生素C和E。它含有对眼睛有益的类胡萝卜素、叶黄素和对细胞修复至关重要的叶酸。牛油果含有丰富的多元不饱和脂肪和单元不饱和脂肪。但它也含有饱和脂肪，因此是高热量的水果。

总体而言，牛油果算是一种健康食品。但是吃太多会导致体重增加并可能升高胆固醇水平。对于患有心脏病或有多种危险因素的人，应该限制牛油果的摄入量。然而对于大多数人来说，牛油果营养丰富且提供强劲的饱足感，可以添加到植物基底的全麦饮食中。

简单讲讲椰子油

要对油做一个完整的评估，就有必要聊聊椰子油和棕榈油。反式脂肪被禁止后，食品工业开始寻找其他保质期长的非动物油。寻找所谓的优质脂肪正在变成一个"旅程"：首先，饱和脂肪被大量使用，然后人们发现了它的负面影响；多元不饱和脂肪（PUFA）被认为很好，但保质期很差；后来人们又发现，氢化多元不饱和脂肪制造出的反式脂肪更糟；人们的目光因此转向非氢化多元不饱和脂肪和单元不饱和脂肪。

食品行业人士询问是否还有其他选择。他们继续寻找便宜的、可口的、保质期长的油。椰子油和棕榈油引起了他们的注意，它们是富含饱和脂肪的植物油。例如，椰子油中90%是饱和脂肪，剩余部分是不饱和脂肪，主要是omega-6脂肪酸。

人们对椰子油了解多少？不多，真的。从早期的研究中知道，饱和脂肪会增加患心血管疾病的风险，而1980年代流行的氢化椰子油是极其有害的。我们从猴子研究中了解到，所有油类都会导致动脉粥样硬化。椰子油也没有良好的omega-3和

omega-6比例，所以它似乎是促炎的。椰子油还有更多值得挖掘的吗？为什么它会流行起来？

椰子油与其他饱和脂肪不同，它主要由中链甘油三酯（lauric acid，月桂酸）组成。目前有一些关于它在预防阿尔茨海默病中起作用的初步数据。2009年的一项实验研究了20名20~40岁的女性。[37]她们被要求采用低热量饮食，每天步行50分钟。她们被安排每天摄入30毫升大豆油或椰子油。研究人员注意到，椰子油组的HDL水平略高【49mg/dL（1.3mmol/L）对45mg/dL（1.2mmol/L）】，LDL与HDL的比率略高。不过，这种差异非常小。而且椰子油组的体重也有所减轻。

不像大多数其他脂肪是由长链脂肪酸组成的，椰子油由中链脂肪酸组成，所以一些科学家认为椰子油不会作为脂肪沉积物储存在体内。它甚至可能与脂肪燃烧有关，它可以更有效地处理脂肪。对小鼠进行的研究数据表明，服用中链脂肪酸的小鼠肌肉疲劳程度较低。那么椰子油是否配得上它现在的炒作呢？不幸的是，人们对这种油知之甚少，我们建议还是谨慎食用。它的饱和脂肪含量高达90%，这还是让人担忧的。在非洲猴子的研究中，无论给予何种类型的油，所有猴子的血管都会形成斑块。对我们来说，椰子油不是我们推荐的食用油。但是用它护发真的很不错！

坚果怎么样？

坚果作为心脏健康食品最近变得非常流行。坚果富含不饱和脂肪，包括单元不饱和脂肪和多元不饱和脂肪。因为它含有多元不饱和脂肪，所以它有丰富的omega-3和omega-6脂肪酸。坚果还含有帮助降低胆固醇且让人感到饱足的纤维，以及维生素E，维生素E在减少心脏斑块方面发挥作用。更重要的是，坚果含有植物甾醇，它能促进胆固醇水平降低。众所周知，坚果还可以减轻氧化应激损伤，并且因为富含L-精氨酸，所以对舒张血管使其不易发生堵塞也有助益。[37,38]参见第122页的**图3**和**关注点4**。

> ## 关注点**4**
>
> ✓ 坚果富含不饱和脂肪，还含有纤维和植物甾醇，可以降低胆固醇水平、减少氧化应激并扩张血管。总的来说，摄入适量的坚果是健康饮食的重要组成部分。

但是要记住，坚果的热量密度很高，因此不应该大量食用，也不应经常食用。虽然坚果也属于地中海饮食的一部分，但它在饮食中的比例不足以证明大量摄入是合理的。

关于坚果有很多有趣的数据。Adventist健康研究表明，与每周食用少于1份坚果的人相比，每周吃坚果超过4次的人发生心血管事件较少。[39]在另一项研究中，一小群男性遵循限制饮食法，当他们将饮食中20%的脂肪从其他食物转移到核桃时，他们的总胆固醇以及LDL和HDL水平都下降了。[40]在护士健康研究中，吃坚果似乎对减少心脏病发作也有益处。[41]但这是观察性数据，虽然吃坚果的护士较少患心脏病，但她们也运动得更多，吃的肉更少，身体更瘦，抽烟更少。参见**关注点5**。

> **关注点5**

✔ 争取摄入坚果到这个量：每次1盎司（约28克），每周2～5次。

2010年的一项荟萃分析检查了一些实验，这些实验的模型大致是安排测试者摄入等量饱和脂肪的同时吃坚果或不吃坚果。这是大家第一次清楚地看到吃坚果的益处。差异表现为受试者总胆固醇水平下降（5%），LDL水平下降（7%）。[42]该研究还指出，反应与剂量有关。换句话说，吃坚果越多，影响越大（1.3盎司对2.4～2.6盎司，约37克对68～74克）。此外，该研究还显示，用坚果代替饱和脂肪而不是用坚果代替橄榄油或碳水化合物的人受到的影响最大。这说明，如果人们坚持富含饱和脂肪的西方饮食，将这些脂肪换成坚果是有益的；而对于已经是低饱和脂肪饮食的人则影响较小。

什么是最好的坚果？大家都知道，核桃富含纤维和抗氧化剂，并且是 α-亚麻酸（一种omega-3脂肪酸）的植物来源。有关于核桃的研究表明，当将男性饮食中1/3的单元不饱和脂肪换成核桃时，可以改善血管扩张。[43]

花生实际上是豆类，富含单元不饱和脂肪、镁和叶酸。研究表明，食用花生的人饮食中膳食纤维、精氨酸（Arginine）和镁含量增加，这可以改善心血管问题。[44]

腰果富含镁，巴西坚果含有硒，这都有助于预防前列腺癌，若硒缺乏会导致心脏衰弱。杏仁富含纤维、维生素E和单元不饱和脂肪，它们被证明可以小幅降低LDL并改善其他心血管参数。[45]

还有数据表明，碧根果、榛子、夏威夷果和开心果都具有降脂能力。应该吃哪一个？在查阅了很多实验的有关坚果的数据后，如果必须选择一种比其他坚果更好的坚果，那我们可能会选择核桃。但除此之外，说实话，我们认为所有坚果都是有益处的。参见**关注点**6。坚果是日常饮食的一个很好的补充。它是代替油、乳制品和肉类的最好选择，是全食植物基底饮食的绝佳补充。每周吃2~5次坚果，就足够了。总的来说，坚果很棒，但热量很高，很容易吃多。最好将每天吃的坚果控制在一小把。如果你每天将一份分配好的坚果装入一个固定容器中，那么吃多的可能性就会大大降低。

✔ 哪种是最好的坚果？可能是核桃吧。但是，每种坚果
都有其益处。

种子呢？

种子是富含蛋白质的植物性食物。很少有关于种子的研究，所以很遗憾，我们目前几乎没有关于它的数据。奇亚籽和亚麻籽可能是你能吃到的最好的种子。奇亚籽可以追溯到公元前3500年阿兹特克人的时代，他们经常吃富含纤维、钙和锰的奇亚籽。奇亚籽也是含有最多 α - 亚麻酸（ALA）的种子，ALA 是omega-3 脂肪酸的前体，你应该还记得前面讲过 ALA 对心脏的好处。在研究地中海饮食的里昂心脏研究中发现，富含 ALA 的饮食可显著降低患心脏病的风险。[46,47] 重要的是，在那项研究中，除了鱼类（海洋 omega-3 脂肪酸来源）的益处，还发现了 ALA 的益处，ALA 的益处是叠加在鱼类之上的。

奇亚籽怎么吃？小型研究表明，研磨的奇亚籽可以提高血液中 omega-3 脂肪酸的水平。食用奇亚籽还伴随有更高的能量状态和强劲的饱腹感。每周吃几次，每次磨碎，吃 1 茶匙就足够了。参见**关注点7**。与奇亚籽类似，亚麻籽也被食用了几个世纪。它

也是好处多多。亚麻籽富含 α–亚麻酸和木脂素，木脂素是一种植物雌激素，至少在动物实验中显示它在降低乳腺癌风险方面有效用。木脂素似乎也具有抗炎作用，并且已在小型研究中显示可降低胆固醇水平。亚麻籽整粒保存状态最佳，但应在食用前将其磨碎，以发挥它的最大效力。同样，每周吃几次，每次吃1茶匙就足够了。

> **关注点7**

✓ 奇亚籽怎么吃？将其研磨后食用可以帮助血液中 omega-3 脂肪酸的吸收。每周吃几次，每次吃1茶匙研磨的奇亚籽即可。

在继续下面的内容之前，我们想提醒你注意摄入坚果和种子的分量及频次。我们并不觉得你应该每天吃1茶匙奇亚籽、核桃或亚麻籽。你应该遵循食物摄入的多样化原则。不要把所有这些东西每天都吃一遍，因为你不需要那么多，这可能会成为你体重增加却不明所以的原因。

其他种子呢？南瓜子富含蛋白质和纤维，以及L–色氨酸，它有助于缓解情绪低落和抑郁。它还富含大多数B族复合维生素（但不是B_{12}）。石榴也是重要的种子。研究表明，石榴可以减少血管中斑块的形成（从而降低患心脏病的风险）。芝麻的纤维和钙含量也很高，并且富含木脂素，类似于亚麻籽。葵花籽富含维生素 E 和植物甾醇，可以降低胆固醇水平。已经食用了几个世纪的孜然种子具有防腐性能。参见**关注点8**。

> **关注点8**
>
> ✔ 做沙拉时记得放些种子，增加沙拉的分量。可以将种子添加到面包、麦片粥和汤中，还可以添加到果昔中！

人们总是想知道，这些东西到底该吃多少、多久吃一次。归根结底就一句，没有标准配方。坚果和种子是全麦植物基底饮食的一部分。它们富含钙、维生素 B 和纤维，以及 α–亚麻酸和木脂素，它们很值得你的关注。

关于儿童的简要说明

虽然我们更希望孩子不吃油和动物性食品，但他们确实比成年人需要更高热量密度的食物。所以，不用限制孩子吃坚果、种子和牛油果，在他们的食物中可以放一点油，这样食物更容易处理也更美味。但是对孩子来说，用油还是要适量，可以用坚果和种子补充其余所需的热量密度。

有人经常问莫妮卡医生，她是否完全以全麦植物基底饮食来抚养孩子？莫妮卡医生说："我在家里只用植物烹饪。我给他们吃很多小扁豆、白豆和蔬菜。一开始，我会告诉他们必须要吃我准备的食物，因为它们很健康。现在，他们喜欢上了这些食物。多次尝试后才有可能萌生喜欢。现在我的孩子会主动要求吃菠菜、鹰嘴豆泥和小扁豆。如果孩子去参加生日聚会，或者我们出去吃饭，我也不会阻止他们吃通心粉、奶酪或鸡肉。孩子需要自己弄清楚是怎么回事。我在家里为他们提供健康的生活方式，我希望随着时间的推移，他们会意识到吃这些对他们有益的食物时，身体的感受会有所不同！"

健康饮食与任何单一食物无关。不是吃3克鱼油或亚麻籽，也不是限制自己只吃核桃或只吃蔬菜就是健康饮食了。更不是吃着高脂肪的加工食品，加一点坚果或羽衣甘蓝就期望一切都会变得更好了。我们讲的是一个整体。当人们试图梳理出地中海饮食、植物基底饮食或任何与此相关的饮食的益处时，他们其实都是在寻找一种能够治愈他们的神奇食物。而事实是，我们必须投入精力去学习如何补充食物，才能获得均衡的饮食方法。神奇食物并不存在。没有一种成分可以让人们的健康变得更好。它必须是一个整体，一种平衡。一旦我们理解了这一点，真正的疗愈就可以开始了。

给你的处方

1. 尽量减少油的摄入量。没有油真的对你有益处。尝试使用水或橙汁炒菜，发挥你的想象力。

2. 如果要加油调味，最好的油大概是亚麻籽油。但是，亚麻籽油不能加热，因为这样会使有益的脂肪变得不健康。最好在烘焙时使用亚麻籽，或将它们添加到早餐的谷类食物或果昔中。也可以考虑在沙拉中用它们。

3. 芥花籽油和橄榄油可能是最好的烹饪油。但请记住，没有完美的油。

4. 如果你觉得你还需要更多，可以吃坚果、种子和牛油果。它们热量高，会让你感觉饱，但吃太多可能导致体重增加。

5. 没有神奇的食物。没有任何食物可以平衡你正在吃的坏食物。要吃得均衡。充分发挥创造力，学习如何制作可口又适合自己的美味佳肴。

第 10 章

调味：
生活中的香料与香草

厨房里有一个香醇古老的消炎药柜

香料是饮食的重要组成部分。它们在减少炎症方面非常有效，并具有许多药用特性。几千年来，香料因其风味、香气和药用特性而备受赞誉。早在公元前 2000 年至公元前 1500 年，就有埃及文献记载了关于香料的使用，以及香料因其药物价值如何受到重视。文献记录了茴香、芥末、藏红花和肉桂的益处。埃及人用肉桂制作木乃伊。肉桂被装在小瓶里，放在法老的棺材中陪他们到来世。值得注意的是，肉桂并不是古埃及特有的，香料贸易在很久以前就有了。

公元前950年的笔记中提到了一条香道，商人沿着这条香道将香料从亚洲运往欧洲。香料是人们梦寐以求的，可以用来交换大量的黄金和白银。当亚历山大大帝征服埃及时，他在埃及建立了亚历山大港作为香料贸易的港口。罗马人和希腊人将香料视为财富和奢华的标志。他们常会把香料堆在宴会桌上，用来制作香料味的香水。他们还重视香料的药用价值。在8～15世纪，香料贸易是由威尼斯共和国控制的重要商业形式。在阿拉伯中间商的帮助下，香料被从亚洲运往欧洲。[1]

15世纪，西班牙和葡萄牙试图打破威尼斯人的垄断，派克里斯托弗·哥伦布（Christopher Columbus）通过西线前往印度。正是在那次旅行中，哥伦布发现了美洲大陆。在接下来的几个世纪里，荷兰人、西班牙人、法国人和英国人殖民了几乎所有可以提供丰富香料的国家。到17世纪末，荷兰东印度公司是世界上最富有的公司，由此香料的价值可见一斑。

为什么香料如此珍贵？是因为它们在健康方面的潜在作用。香料富含植物营养素。回想一下，植物营养素参与细胞信号传导，即体内的信息传递。我们已经确定植物营养素存在于水果和蔬菜中。然而，还有一些植物营养素只能在香料中找到。当植物营养素参与细胞信号传导时，它们有可能打开和关闭炎症级联反应。所以，香料有助于减少炎症和氧化应激。

那么香料中含有哪些其他地方找不到的东西呢？姜黄素（curcumin）是一种具有抗癌作用的重要的抗炎药，只能在姜黄中找到；百里醌（thymoquinone）是一种有效的免疫增强剂，仅存在于黑孜然中；胡椒碱（piperine）具有神经保护作用（保护脑细胞），是黑胡椒独有的；丁香酚（eugenol）仅存在于丁香中，是一种强效止痛药；迷迭香酸（rosmarinic acid）是一种有效的抗氧化剂，唯一的来源是迷迭香；辣椒素（capsaicin）是治疗关节炎的好药，它的唯一来源是辣椒……名单可以一直列下去。

关于香料益处的数据并不是特别理想，我们只有小动物研究的数据。但是我们认为，基于这些研究的香料的潜在益处是令人振奋的。我们来谈谈其中的几个。参见**图1**。

姜黄——我们的黄金

几个世纪以来，人们一直在研究印度人。在印度，因贫穷和缺乏医护导致的疾病很猖獗，但慢性病至少直到最近才出现。这可能是因为所谓的节俭理论：几个世纪以来，印度人住在村庄里，步行作为他们的交通工具。他们的饮食主要以大米、蔬菜、坚果、种子和香料为主。姜黄是印度广泛使用的香料之一，它具有许多潜在的益处。

图1 某些植物营养素只能在香料中找到

香料	活性成分	作用
黑孜然	百里醌	免疫增强剂
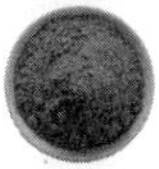 姜黄	姜黄素	抗炎
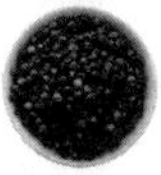 黑胡椒	胡椒碱	保护脑细胞
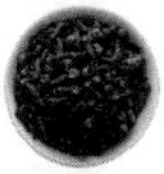 丁香	丁香酚	止痛药
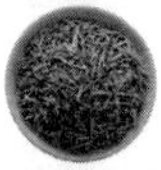 迷迭香	迷迭香酸	抗氧化剂
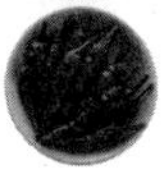 辣椒	辣椒素	去痛药

姜黄的重要成分是姜黄素，它似乎具有抗炎特性。在小型研究中，姜黄已被证明可以减少关节炎症并减轻关节炎症状。在最近的一项研究中，一组参与者服用了2000毫克姜黄，而另一组参与者服用了800毫克布洛芬。研究人员发现，姜黄对症状的缓解作用至少与布洛芬相似，而且没有服用抗炎药物的副作用。[2]这多好啊！参见**关注点1**。

> **关注点1**

✔ 姜黄可以代替布洛芬治疗关节痛。

姜黄也是一种强大的抗氧化剂。动物研究表明，定期摄入姜黄可以降低患癌症的风险，例如乳腺癌、结肠癌、前列腺癌，甚至皮肤癌。印度的癌症发病率远低于西方。[3]

由于香料的抗炎特性，姜黄也可能在治疗阿尔茨海默病方面发挥作用。阿尔茨海默病影响全球5%~6%的60岁以上人口和美国10%的65岁以上的人口。[4]到2050年，美国的这一数字预计将翻两番。人的大脑包含称为神经元的细胞，这些细胞负责建立细胞之间信息接收、整合和输出，以此实现信息交换的功能，这样人们的思想才可以体现在行动中。但在阿尔茨海默病患者中，斑块在这些细胞之间形成，从而降低神经元的交流能力。这些交流是认知、记忆和判断的关键。阿尔茨海默病的诱因可能与炎症和氧化应激有关。

由于姜黄素的抗炎和抗氧化作用获得了普遍的认知，动物实验已经对其对阿尔茨海默病的影响做了研究。在小鼠实验中，用姜黄素处理的小鼠的斑块减少了40%，这是一个令人难以置信的减幅。[5]值得注意的是，长期服用小剂量比短期服用大剂量更有效，这表明益处是长期累积的，香料需要长期食用。

姜黄素也是一种重要的抗病毒和防腐剂。几个世纪以来，人们一直将姜黄糊涂抹在伤口上以防止细菌感染。它甚至对心血管有益。在小鼠实验中，吃姜黄的小鼠的脂肪沉积较少。研究人员还发现，吃姜黄的小鼠的低密度脂蛋白和总体炎症明显减少。[6]
同样，最近的一篇文章比较了吃高胆固醇食物和姜黄的兔子与吃高胆固醇食物但不吃姜黄的兔子，结果发现，吃姜黄的兔子比不吃姜黄的兔子的动脉粥样硬化斑块更少。作者得出结论，姜黄的作用是多方面的，包括降低胆固醇和炎症标志物水平。[7]

姜黄就像黄金。我们经常在烹饪中用它，莫妮卡医生每天都会在她的早餐茶里加姜黄。

迷迭香——抗癌战士

香草也是重要的健康促进剂，迷迭香是我们喜欢的香草之一。迷迭香含有三种基本成分：迷迭香酸、鼠尾草酸和鼠尾草酚。这些元素是有效的抗氧化剂。当在烤架上烹饪食物并且食物"燃烧"时，它会释放出称为杂环胺（HCA）的有毒化学物质。（见第70页。）在乳腺癌、前列腺癌和结肠癌病例中均发现了HCA的影子。当人们将迷迭香和食物一起放在烤架上烹饪时，HCA的量会减少。最近的一项研究显示，当迷迭香提取物被添加到牛肉中时，HCA的产生被抑制了85%～91%！[8]同样，小鼠被注射致癌化学物质的同时接受鼠尾草酚（迷迭香的一种成分）后，其肿瘤发病率减少了61%。参见**关注点2**。

> ✔ 将迷迭香和其他食物一起放到烤架上烹饪，这样既增
>
> 加了美味，又有助于降低癌症风险。

　　迷迭香已经存在了几个世纪。早期的希腊人和罗马人将其作为一种葬礼装饰品来使用。甚至只是简单地闻闻迷迭香也被发现可以降低皮质醇（一种压力激素）水平。迷迭香是一种具有抗癌功效的重要香草，也是我们建议要在饮食中经常尝试的一种香草。

肉桂——有助于降血糖的非糖甜味

　　由于人们对运动、睡眠和健康饮食的重视程度较低，许多慢性病已成为现代社会的流行病。糖尿病和心血管疾病猖獗。肉桂是治疗糖尿病的重要香料，它是一种很好的抗氧化剂，对提高胰岛素敏感性很有效。回想一下，糖尿病患者身体对存在的胰岛素没有反应，因此糖不会转化为脂肪——而这是胰岛素的主要作用，然后糖在血液中循环并增加在心脏中形成斑块的风险。研究表明，在食物中添加肉桂可以降低血糖。当糖尿病患者服用1克、3克或6克肉桂时，与对照组相比，治疗组的血糖、甘油三酯、LDL和总胆固醇均有改善。有趣的是，这里没有剂量依赖性关

系，它意味着服用哪种剂量都无关紧要，因为糖尿病患者都在大约40天内经历了显著的、相似的血糖和胆固醇水平下降。[9]

然而，糖尿病患者并不是唯一因吃肉桂而获益的人。在一项研究中，同时给予高脂肪或高糖饮食以及肉桂的动物相较于未给予肉桂的动物，胰岛素抵抗（前驱糖尿病指标）的发生率更低。[10]这表明肉桂的益处不仅限于治疗糖尿病，还有助于降低患糖尿病的风险。

肉桂也是一种抗真菌剂。[11]它还具有抗菌特性，研究表明它可有效对抗霉菌、胃虫（对造成肠道感染的细菌病毒的统称）和常见肺炎。[12]肉桂可有效杀死口腔细菌——这就是我们在口香糖中能看到肉桂成分的原因。[13]它还可以改善血液循环，是虎标万金油（一种用于缓解关节疼痛的草药霜）的关键成分。肉桂的另一个重要的益处是它作为抗氧化剂的效用。小型研究表明，肉桂油可以帮助清除自由基，而自由基会攻击人体细胞并导致癌症。[14]参见**关注点**3。

> **关注点3**

    ✔ 在烘焙食品中加入肉桂而不是糖来增甜，可以降低血糖水平。

大蒜——"臭玫瑰"

大蒜，"臭玫瑰"，其实是一种蔬菜，但人们通常认为它是一种草药。3500年前的文献就声称大蒜可以有效治疗心脏病。[15]为什么大蒜这么厉害？因为它营养丰富。大蒜65%的部分是水，其余是碳水化合物、蛋白质、纤维和游离氨基酸。大蒜富含钾、磷、锌和硒。它以其丰富的皂苷而闻名，皂苷负责对抗可能攻击植物的细菌。就像植物使用皂苷来抵抗细菌一样，人类可以利用皂苷并从其抗菌作用中受益。皂苷也被认为能够用于有效的抗癌治疗。参见**关注点4**。

> ## 关注点**4**
>
> ✔ 在你所有的食物中加入大蒜，以帮助治疗心脏病。如果你患有胃病，可以考虑吃一点大蒜。

酚类是水果、蔬菜和香料中的抗氧化剂。大蒜含有丰富的酚类物质，因此大蒜是一种有效的抗氧化剂。研究人员对大蒜的降脂能力进行了许多研究。大约一半的研究是负面的，但在另一半研究中，在胆固醇水平较高的人身上可以看到大蒜的益处。当受试者吃大蒜时，低密度脂蛋白和甘油三酯下降了约10%。[16]其他研究表明，在正常人群和高胆固醇人群中，大蒜对减少血小板聚集都有一定的作用。前面说过，血小板聚集会形成斑块。进一步的研究表明，大蒜还可以改善血管的弹性。这是一件好事，因为血管保持弹性可以允许血管根据血流需求而发生变化。[17]

什么样的大蒜最好？答案尚不清楚。研究人员在实验中尝试了许多配方。一些实验表明陈年大蒜更好，但这不是决定性的结论。人们要经常吃大蒜，因为它的益处见效快但不具有持久性。不必太纠结哪种大蒜更好——吃吧，新鲜的就是最好的。

香料柜

有许多美味芳香的香料具有潜在的健康益处。每天都可以尝试在饮食中添加大量的香料，比如经常使用的孜然、芫荽粉、石榴粉、ajowan（在印度菜看中很受欢迎）、芒果粉和黑胡椒。在准备饭菜之前，先打开你的香料柜，看看有哪些香料可以用在今天的饭菜中。

> **👤 给你的处方**

1. 在所有餐食中添加一点香料，或者发挥想象尝试不同的香料组合，以体验不同的风味。

2. 每周至少吃几次姜黄。加入黑胡椒有助于它的吸收。姜黄是苦的，所以请慢慢将其添加到炖菜、豆类和汤中，直到你对它的味道感到舒服为止。然后可以将它添加到饮用水中来调味。将¼–½茶匙姜黄和1/8茶匙黑胡椒粉加入20盎司（约600毫升）水中，加一点柠檬。

3. 添加香料是一种无须添加盐即可获得风味的好方法。如果你患有高血压或被告知要限制盐的摄入，那可以考虑使用孜然、大蒜和黑胡椒来调味食物。

第**11**章

水：
生命之本

水，是人们生存不可或缺的一部分

人体60%是水。水是身体液体的重要组成部分，包括血液、滑液（关节周围的液体）、唾液、消化液、淋巴液、尿液、汗液和眼泪。水也是身体内部器官和系统的一部分。这些器官和系统需要充足的水才能有效运作。神经系统也依靠水进行交流。消化系统、淋巴系统和生殖系统都依赖水来维持正常运作。人体内的每个细胞都需要水，因为水是一种载体，它分配产生能量必需的电解质，将营养物质输送到细胞中，并从细胞中清除垃圾。每个身体机能都需要一定程度的水。

水对于维持适当的体温也很重要。当感到热时，人们会通过皮肤出汗，待水分蒸发时，身体会自行降温。出汗也是一种排毒方式。通过保持黏膜内层的水分可以帮助胃、眼睛、嘴巴和喉咙保持湿润。参见**图1**。

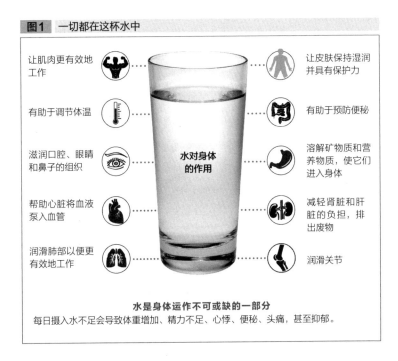

图1　一切都在这杯水中

让肌肉更有效地工作

有助于调节体温

滋润口腔、眼睛和鼻子的组织

帮助心脏将血液泵入血管

润滑肺部以便更有效地工作

水对身体的作用

让皮肤保持湿润并具有保护力

有助于预防便秘

溶解矿物质和营养物质，使它们进入身体

减轻肾脏和肝脏的负担，排出废物

润滑关节

水是身体运作不可或缺的一部分
每日摄入水不足会导致体重增加、精力不足、心悸、便秘、头痛，甚至抑郁。

每天，身体都会通过呼吸（想想你在寒冷的冬日呼出的雾气）、排尿、出汗和排泄物流失大约2.4升的水分，然后再通过吸收来平衡损失。人们从喝的东西、吃的食物中获取所需的水分。

喝水是为身体补充水分最简单的方法。吃富含水分的水果和蔬菜也是保持水分的好方法。

当大脑检测到身体缺水时，它会激活人的口渴机制。如果此时不及时解补充水分，不仅尿液颜色会变深，而且大便也会变硬，导致便秘。没有液体，有些人会感到头晕目眩，还有些人会头疼。如果持续脱水，肾脏开始衰竭。脱水还可能会使人出现心悸，但随着水分的补充这个现象会消退。人们还通过补水来维持血压。

脱水的身体充满压力，压力是疾病的主要来源。一个健康的身体可以在没有食物的情况下存活数周，但如果没有水则无法存活超过数日。长时间严重脱水会有生命危险。很多人不知道，咖啡、茶、软饮料、果汁和许多能量饮料对身体都有脱水影响，因为它们含有太多其他成分，果汁中的糖和茶中的咖啡因轻微利尿，所以实际上并没有真正为身体补充水分。大多数人根本没有摄入足够的水或水分含量高的食物。

脱水也会导致体重增加和肥胖。人们经常将脱水与饥饿混淆。通常，当人们感到肚子咕咕叫时，以为饿了，就伸手去拿食物，而事实上，人们只是口渴，这时候喝点水就行了。人们还会倾向于选择饮用高热量饮料，例如果汁和能量饮料，而不是水，这又会使体重增加。当身体脱水时，新陈代谢会减慢，因此燃烧更少的热量，再次叠加了体重增加的可能性。[1]参见**关注点1**。

> ## 关注点**1**
>
> ✔ 当你饿了，试着在开始吃东西之前喝一杯水。
>
> ✔ 人们会将脱水与饥饿混为一谈；喝一杯水可以驱散食欲。

我们的许多患者成功地改变了他们的饮食习惯，于是减掉了那些多余的体重。多喝水，尤其是饭前，有助于减轻体重。参见关注点2。

> ## 关注点**2**
>
> ✔ 咖啡、软饮料、果汁和能量饮料都会造成身体脱水。
>
> 1. 你每天摄入的液体中有多少是水而不是其他饮料？
> 2. 试着追踪一下你一天喝了多少杯水。注意：一些专家认为人每天应该喝8杯水（约1893毫升）。

人们经常询问最佳饮水量，但没有人真正知道答案。有些专家说应该每天喝8杯水。我们真的不知道这是否是最好的量，但许多人认为更多会更有益。然而也有人抱怨，喝足够多的水让他们不得不经常去洗手间——不过经常小便也是一件好事。请记住，肾脏通过尿液排出毒素，因此经常去洗手间是有益的，只是要留意尿液的颜色来判断是否喝得足够多。

所以我们的建议是经常且大量喝水，避开软饮料和果汁，它们空有热量，不会为你的身体补充水分。如果你喜欢喝茶和咖啡，请了解，你喝它们并不是在补充水分，所以喝含咖啡因的饮料时要记得喝水。你的目标应该是每两个小时小便一次。事实上，没有万能的饮水量的建议。倾听你的身体，辨别你的"渴"求。给自己买一个500~600毫升的饮水瓶，装满水，每天喝3~4次，你就会因此神清气爽。

> ### 给你的处方

1. 每天经常大量饮水。

2. 水是无可替代的。

3. 想想你最后一次小便是什么时候，是不是已经有段时间了？尝试每隔几个小时小便一次，并注意观察尿液的颜色。如果颜色太深，你需要喝更多的水。

第**12**章

———

睡一觉再说

———

通过睡眠来恢复活力和排毒

乔蒂医生说："当我的第3个孩子5周大时，我接到了大儿子二年级老师的电话。在过去的3周里，老师注意到我儿子的问题，她很担心。他容易分心，不听指挥，不完成课堂作业，这与过去差别很大。老师认为他表现出多动症的迹象，建议我为他寻求医疗护理。

"在一次足球比赛中，我儿子在比赛踢到一半时突然把球捡起来，而他当时并没有踢守门员的位置。我和丈夫开始担心这些新症状，并感到非常沮丧。我丈夫问：'你怎么了？'儿子用同样沮丧的语气回答：'自从弟弟出生后，我就没有睡过好觉！'那时我才意识到儿子因为每天受到婴儿的干扰而睡眠不佳。他已经好几周没有睡个好觉了。我们把儿子调到了另一间卧室，这样他晚上就听不到婴儿的哭声了。第二天，他醒来时神清气爽，感觉又恢复了原样。接下来的几天，他奇怪的行为消失了。"

睡眠不足——不仅仅会感到疲累

睡眠障碍影响了5000万～7000万美国人。睡眠不足在当今社会很常见。睡眠不足最明显的症状是白天疲劳，慢慢地，开始情绪低落、易怒、注意力不集中。睡眠不足也会导致减肥困难和代谢问题，如糖尿病和高血压。此外，它对人的安全也有重大影响。睡眠不足8小时的人发生车祸的可能性是睡眠时间多的人的2～4倍。[1]美国国家睡眠基金会建议18～64岁的成年人至少有7～9小时的恢复性睡眠以保持健康。[2]

早在18世纪，人们就知道一天的24小时循环周期对应于地球的自转。这种旋转也与人们细胞中的生物钟连接，导致昼夜节律。昼夜节律是在24小时睡眠/觉醒周期中发生的生物的、身体的、行为的变化。昼夜节律取决于环境信号，例如日出日落。研究人员最近发现，皮质醇等激素也受到同一周期的影响。回想一下，皮质醇是唤醒激素，它从外部环境（例如阳光）获取信号来调节浓度，其浓度在清晨达到高峰。

在白天，皮质醇水平较高，然后皮质醇水平慢慢下降，腺苷和褪黑素水平增加。腺苷是一种会在白天增加的化学物质，这一天随着每一分钟的流逝腺苷积累得越多，人们越来越渴望睡眠。随着傍晚的临近，光线消失，褪黑素会增加，让身体为睡眠做好准备。褪黑素通常被认为是睡眠激素，作用是使人们的生物钟同步。褪黑素在天黑时释放，人体系统中的褪黑素含量在大概凌晨2:00到4:00达到峰值。另一方面，当人们睡着时，身体会分解腺苷，并在早上降至较低水平。低水平的腺苷促使人们清醒。由于褪黑素可以促进睡眠，所以人们常服用褪黑素补充剂来调节睡眠。

睡眠不足时，皮质醇分解会变慢。因此，如果熬夜，这些压力激素就会一直保持在较高的水平。你可能还记得，长久的高水平的压力激素（慢性压力）会导致炎症。这个稍后再谈。

我们需要多少睡眠？

睡眠需求随着年龄的增长而有所变化。[3]新生儿大部分时间都在睡觉——每天8~16小时。当进入蹒跚学步阶段时，他们会睡11~13小时，并且需要经常小睡。根据美国国家睡眠基金会的说法，儿童在3~5岁时需要睡10~13小时，而到青春期前，他们需要睡9~11小时。

当他们成为青少年时，他们仍然需要每天8～10小时的睡眠。想想那些深夜不睡、一早又被闹钟叫醒的高中生们，他们中有多少人真正睡了这么多？而成人和老年人每天需要7～9小时的睡眠。你有足够的睡眠吗？参见**关注点1**和**图1**。

> **关注点1**

✓ 你有足够的睡眠吗？

✓ 如果闹钟不叫醒你，你会睡几个小时？

✓ 你醒来时感到精力充沛吗？

图1 按年龄推荐的睡眠时间

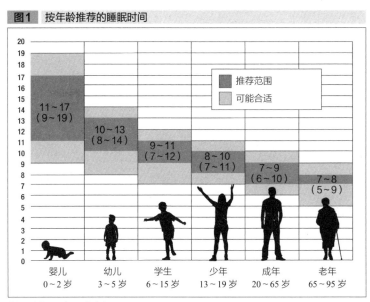

数据源自美国国家睡眠基金会

睡眠的不同阶段

在一个正常的周期中，我们会经历几个睡眠阶段——通常至少有1个快速眼动（REM）睡眠和4个非快速眼动（NREM）睡眠。REM睡眠阶段是低肌肉张力和快速眼动时期。一个周期持续约90分钟，并在夜间频繁发生。随着睡眠持续整夜，REM睡眠的时间会延长。REM睡眠是人做梦最生动的时候。婴儿大约50%的睡眠时间属于REM睡眠，但对于成年人来说，REM睡眠时间缩短到20%左右。这些单独阶段的益处我们尚不完全清楚，但我们确切地知道每一个阶段都是必要的。恢复性睡眠需要4~5个周期的NREM睡眠和REM睡眠。如果我们没有获得这样的睡眠，那就称为睡眠债，这可能与稍后讨论的多个健康问题有关。

老年人一般都在与睡眠做斗争，并且经常有睡眠债。随着一天天变老，身体会发生变化，睡眠模式的变化也是正常衰老过程的一部分。随着年龄增长，人们往往更难入睡，也比年轻时候更难保持深睡眠。然而，一个普遍的误解是，年龄越大，需要的睡眠越少。事实上，研究表明，睡眠需求在整个成年期保持不变。那么是什么让老年人难入睡呢？这通常是由身体机理问题引发的，例如排尿需求、药物副作用，或是生理或心理疾病的并发症。老年人花在浅睡眠阶段的时间比在深睡眠阶段的要多。

据报告，许多老年人对自己的睡眠不太满意，白天会感觉累。对美国老年人睡眠习惯的研究表明，随着年龄增长，入睡时间（睡眠潜伏期）增加，REM睡眠总体下降，睡眠碎片（夜间醒来）增加。白天的小睡可能有助于消除困倦，但它们无法逆转破坏睡眠所带来的不利影响。

现代社会许多环境因素会引发睡眠债。可能某些人每周必须上几次夜班，这种轮班工作或任何生物钟的强制改变，例如在晚上照护病人，都会扰乱昼夜节律。经常在一天中任何一个时间段去不同时区的地方出差，然后被迫在不同的生物钟状态下工作，人们完全没有机会恢复自己的系统。

大部分人为加班熬夜，或者只是想在睡觉前多给自己一些独处的时间，所以他们很难晚上10:00睡觉，因为他们认为有很多要做的事情。但是人们的睡眠启动仪式应该在晚间及时开启，这样才能在早上6:00闹钟响起前睡足8小时。大多数人会在深夜查看电子产品。即使人们睡着了，平板电脑和手机也会整夜嗡嗡作响，打扰休息。打开电视，人们随时能看到深夜节目。所有这些都会影响人们的自然昼夜节律。非自然的光线也会降低褪黑素水平。参见**关注点2**。

> ### 关注点 **2**

　　✔　你多久检查一次电子邮件？

　　✔　你睡觉前做的最后一件事是什么？

　　✔　你思绪万千，是因为刚刚看了新闻，还是因为你刚刚
　　　　阅读了一封电子邮件？

　　医疗疾病也会造成睡眠债。痴呆、帕金森病、疼痛、焦虑和抑郁等神经退行性疾病会导致睡眠中断。良性前列腺肥大（BPH），一种良性疾病，它使男性前列腺肿大而导致尿频，或女性盆底肌无力（在生了多个孩子之后），也会剥夺人们的睡眠。更年期也常常与睡眠中断有关。睡眠呼吸暂停会导致一个人在夜间短时间停止呼吸，当醒来呼吸时会导致睡眠中断。某些药物，如抗抑郁药，有兴奋剂的作用而增加夜间觉醒。兴奋剂，例如来自咖啡、茶、巧克力等的咖啡因，可以让人体系统保持活跃长达8小时，阻止人们平静下来入睡。香烟中的尼古丁也让人们兴奋到深夜。参见**关注点**3。

> ### 关注点 **3**

　　✔　你晚上睡觉困难吗？

　　✔　你下午是否喝过或吃过含兴奋剂的饮料和食物，如
　　　　茶、咖啡、巧克力？

睡眠和我们的压力激素——压力与皮质醇的联系

前面提到皮质醇水平应该在早上最高，并在全天逐步下降。晚上，腺苷和褪黑素水平较高，这有助于人们入睡。睡眠不足通过两种途径对压力激素调节产生重大影响：大脑层面的活动和自主神经系统（负责压力反应的神经系统）。

垂体被认为是主要的内分泌腺，它控制几种激素的分泌。在正常的睡眠模式中，生长激素会释放，说明了为了发育需要更好的睡眠。通常，当人们睡觉时，皮质醇的分泌会减少。然而，当睡眠不足发生时，它会引起压力反应，同时交感神经系统被激活。[3]肾上腺素增加，随时准备开始行动。长期睡眠不足会破坏激素平衡。一项研究说明了这一概念。它观察了11名每晚睡4~6小时的男性，指出那些睡眠不足的人晚上皮质醇水平更高，交感神经系统的活化能高于睡眠时间更长的人。[3]

因此，睡眠债对身体来说是一种痛苦（见第22~27页），类似于慢性压力。人们发现炎症标志物（肿瘤坏死因子TNF和白细胞介素IL–6）水平随着睡眠不足而增加。[5]这些标志物是免疫系统防御的一部分，它们会对病毒感染和肿瘤等做出反应，通过发热等症状来帮助身体对抗外来细胞，并将其他战斗细胞招募到有炎症的区域——这是好事。然而，在持续睡眠不足导致的慢性炎症存在的情况下，这些标志物可能会持续升高并导致疲劳和迟钝——这是一件坏事。参见**图2**和**关注点4**。

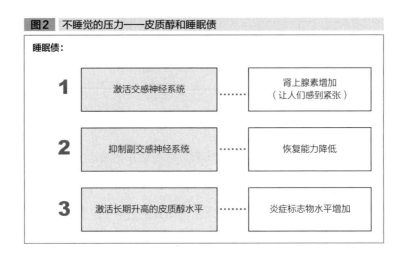

图2 不睡觉的压力——皮质醇和睡眠债

睡眠债：

1 激活交感神经系统 ……… 肾上腺素增加（让人们感到紧张）

2 抑制副交感神经系统 ……… 恢复能力降低

3 激活长期升高的皮质醇水平 ……… 炎症标志物水平增加

> **关注点4**

✔ 想想，当你给自己足够的时间睡觉时，你从感冒或病毒中恢复的速度有多快。

睡眠作为抗氧化剂

睡眠的另一个非常重要的作用是它的抗氧化能力。身体要正常工作，需要氧气。然而，在体内细胞层面的生化反应中使用氧气会生出自由基，自由基使细胞不稳定并对DNA造成损害。久而久之，就会导致慢性病，包括为致癌细胞提供机会集中攻击某个体内弱点。导致自由基形成的多种触发因素已在前几章中讨论过。人们需要抗氧化剂来保护细胞免受这种氧化应激的损害。睡眠不足会对免疫系统产生不利影响，产生更高的氧化应激，进而导致更多的代谢失衡。[6,7] 相比之下，充足的睡眠具有恢复性和抗氧化剂作用。

由肝脏产生的谷胱甘肽（glutathione）是人体内最强的抗氧化剂之一。我们知道，仅仅5天的睡眠不足就会使谷胱甘肽减少30%。[8] 研究还表明，20%～30%的谷胱甘肽消耗会损害细胞防御系统并导致细胞间通信异常，并促进蛋白质分解，造成细胞损伤。[9] 在一项动物研究中，睡眠不足加速了谷胱甘肽的消耗，这个现象表明睡眠不足时，心脏组织中的细胞损伤在加剧。而睡眠恢复使肝脏和心脏中谷胱甘肽含量和抗氧化活性得到恢复。[10]

研究表明，如果谷胱甘肽水平达到平衡，免疫系统就会发挥最佳作用。这已在HIV感染的个体中进行了最广泛的研究，HIV是由于病毒攻击免疫T淋巴细胞而导致严重的免疫系统功能障碍。在这些研究中，服用谷胱甘肽类化合物的人的免疫功能显著提高。[11] 我们还需要更多的研究来证明，但这也许是我们看到在睡眠不足的情况下导致免疫功能障碍（例如感冒频繁）的另一个原因。参见**关注点5**。

> ✔ 谷胱甘肽是一种有效的抗氧化剂，它随着睡眠的增加而增加。

睡眠债及其行为表现

行为表现不佳会影响你的人身安全以及工作或娱乐的效率。随着睡眠不足越来越严重，人们的警觉性会降低，可能转化为更多的工作失误，比如司机在开车的时候睡着了。[12]

宾夕法尼亚大学睡眠和时间实验室负责人大卫·丁格斯（David Dinges）博士将数十人在两周内根据睡眠时间4小时、6小时和8小时分为三组。他进行了精神运动测试，让受试者执行简单的任务，例如当他们注意到计算机上的某个符号时就按下空格键。他发现，睡8小时组的人的精神运动测试没有任何困难，而睡4小时和睡6小时组的人精神运动表现出显著下降。[13]

在研究进行到一半时，睡6小时组的人中有25%在电脑前睡着了。他们在日常解决基本数学问题方面以及认知技能方面遇到了麻烦。到研究结束时，他们行为表现显著下降。一篇关于这项研究的《纽约时报》（*The New York Times*）文章写道："在丁格斯的另一项研究中，睡6小时组的人与那些连续24小时被剥夺睡眠的人一样受损——在认知水平上与合法的醉酒程度相当。"[14, 15]·值得注意的是，7个小时的睡眠也是不足的，在这个睡眠水平下，认知测试显示也是受损的。事实上，较早的研究表明，将一晚的睡眠时间即使只减少1.3～1.5小时，人们白天的警觉性也会降低32%。[16]参见**关注点6**。

·在美国，合法醉酒的血液酒精浓度为0.08。这里的意思是指这些人的认知水平与血液酒精浓度为0.08的人的程度相当。——译者注

> ### 关注点**6**

✔ 尽管看起来你可以通过更长时间保持清醒并从睡眠中抽出时间来完成更多的工作，但第二天的效率可能会降低32%。所以你最好今天睡个好觉，把工作留到明天来做。

睡眠债和疾病

越来越多的研究表明，睡眠质量差、睡眠不足与糖尿病、代谢综合征和肥胖有关。[17, 18, 19]这可以归因于几个问题，包括受睡眠不足影响的激素。胰岛素是一种调节葡萄糖代谢的激素，葡萄糖代谢是利用糖获取能量的过程。仅1周的睡眠不足已被证实会导致身体发生变化，和2型糖尿病患者的胰岛素抵抗的情况相似。[20, 21]

在一项研究中，睡眠不足的人（仅睡4小时）的空腹血糖水平比睡眠正常的人高15%。[22]换句话说，如果你只睡了4小时，你早上的空腹血糖水平比睡了8小时的人高出15%。请记住，空腹血糖用于诊断糖尿病。这高出的15%绝对可以决定你是否会患上这种疾病。正如前面讨论的，高血糖水平最终会导致胰岛素抵抗，进而导致糖尿病。

睡眠不足可能会缩短人的寿命！参见**关注点7**。在一项观察性研究中，睡眠时间少于6小时的男性比睡眠时间长的男性寿命更短。[23]（该观察结果考虑了高血压和糖尿病。）在睡眠不足的人群中，其他心血管危险因素的发生率似乎也更高，例如高血压、肥胖、糖尿病、心脏病和中风。[24]这些疾病很可能是因睡眠不足引起炎症而最终引发的。

> ### 关注点**7**
> ✔ 当你睡得少时，你的寿命可能会因此而缩短。

食欲与睡眠

人们对高热量食物的胃口也会随着睡眠不足而增加。这种趋势一部分是由于人的清醒时间更长，所以身体对热量和精力有额外需求。与体重管理相关的几种激素也会受到影响。

生长素释放肽（ghrelin）是一种由胃分泌的激素，也称饥饿素，可刺激食欲，并已被证明会随着睡眠不足而增加。因此，当你睡得少时，你会更饿。瘦素（leptin）也是一种激素，它告诉身体已经饱了，所以你的食欲会下降。在仅仅两晚的睡眠不足（仅睡4小时）之后，生长素释放肽（饥饿素）的产量增加了28%，而瘦素的产量减少了18%。[25]换句话说，两天睡4小时会让你更饿，并降低你的身体判断吃饱的能力。

睡眠不足也会改变人们利用能量的方式。一项研究表明，与热量摄入相似但没有睡眠不足的对照组相比，睡眠不足组减缓了55%的脂肪消耗。[26]这可能就是为什么这么多睡眠不足的人尽管限制了热量摄入却依然无法减肥的原因之一。参见**图3**。

图3 食欲不振和睡眠不足

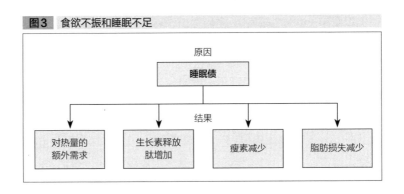

睡眠债和记忆

学习新信息的行为需要海马体中的几条通路，海马体是大脑中对记忆至关重要的一部分。当人们产生记忆时，嗅觉、味觉和感觉会传递到海马体并进行整合。人们相信，海马体决定了感知到的东西是否值得被记住。由于睡眠不足，海马体通路中断，人们的记忆力变得不那么敏锐了。[27]

早在1924年，就有研究表明，在睡眠足量时记忆无意义音节和短篇小说比在睡眠不足时效果更好。此后的许多研究表明，睡眠不足会导致记忆困难。记忆所需的睡眠时间和睡眠阶段尚不清楚。最近的研究表明，我们需要更多的NREM睡眠来记忆故事、文字和随机信息。NREM睡眠通常发生在夜幕刚刚降临的时候。而情绪记忆的储存似乎需要更多的REM睡眠，这发生在晚上晚些时候。[28]

皮质醇也有助于记忆。我们知道，在睡眠的早期阶段，皮质醇水平处于最低水平。看来储存记忆需要低水平的皮质醇。在患者被给予氢化可的松（一种皮质醇类化合物）或因内科疾病导致皮质醇水平升高的研究中，我们注意到受试者在单词回忆和记忆力方面明显受损。[29]由于睡眠不足，皮质醇不能很好地分解，因而进入这个循环：当人们感到压力时，皮质醇水平会升高，皮质醇越高，睡眠就越困难，皮质醇越高，人们记忆能力就越差。

睡眠呼吸暂停

睡眠呼吸暂停也会引发记忆力减退。[30]睡眠呼吸暂停的特点是打鼾严重和间歇性呼吸暂停发作，或没有呼吸。在呼吸中断的那段时间里，进入大脑和各器官的氧气减少了。身体意识到问题让人醒来，产生严重的睡眠中断，然后此人又重新入睡并出现更多的呼吸暂停。循环在夜晚一遍又一遍地重复。

呼吸暂停与高血压和头痛，以及较高的中风、心脏病、心律失常和心力衰竭发生率有关。睡眠呼吸暂停也直接影响和改变内皮功能。[31]前面讲过，内皮细胞是在血管内壁的一层细胞；这些细胞的损伤会导致炎症和氧化应激的级联反应。若血管受损，它将无法舒张以满足增加血流量的需求。

案例 1 一名50岁的男性被发现有日间疲劳表现，且CRP（炎症标志物水平）飙升到43（正常值在3以下）。他被诊断出患有睡眠呼吸暂停，但无法戴CPAP（一种持续气道正压通气系统）面罩。在过去的5年时间里，他一直上夜班。后来，他将夜班换到白班，并开始定期佩戴CPAP面罩来治疗睡眠呼吸暂停。6周后，他的CRP恢复到正常范围。

睡眠呼吸暂停导致氧气水平下降，使大脑中称为乳头体的细胞萎缩，这些细胞与人们的记忆和思维有关。睡眠呼吸暂停患者的乳头体体积减小可能与记忆力减退和空间定向问题有关。导致乳头体丧失的机制尚不清楚，但可能与氧气供应不足有关。[30]

睡眠呼吸暂停最常发生在超重的人身上。如果持续下去会使减肥变得更加困难。为什么？因为睡眠呼吸暂停会降低新陈代谢，这使减肥变得极具挑战性。逆转睡眠呼吸暂停不仅可以改善日间疲劳，还可以加快新陈代谢，从而促进减肥；它还可以逆转许多心血管危险因素和其他慢性炎症疾病的风险。参见关注点8。

> ## 关注点 **8**

✔ 如果你对以下部分或全部问题的回答是肯定的，请与你的医生谈谈睡眠问题：

1. 你有没有感觉到白天嗜睡？

2. 你打鼾吗？

3. 你的血压是否不受控制或 BMI 大于 35 ？

睡眠债和癌症呢？

睡眠不足与癌症风险增加有关。研究表明，睡眠与褪黑素有关。褪黑素，在促进睡眠的同时，已被证明可以抑制癌症的生长和发展，并改善机体免疫功能。它还具有抗氧化作用。[32]

一些人认为睡眠障碍会导致免疫抑制，从而产生促癌细胞因子。这些细胞因子是有助于免疫反应中细胞间通信的分子，并有助于动员细胞到有炎症的部位。丹麦的一项研究显示，大部分在夜间工作时间至少6个月的女性患原发性乳腺癌的风险增加了1.5倍。她们体内还产生了更多的细胞因子，可能是因为她们没有足够的夜间睡眠时段。失去了因为天黑而睡觉的经历，她们的身体就不能产生足够的褪黑素来正常工作，为免疫系统提供动力，细胞因子因此而增多。[33,34]据推测，褪黑素受眼睛后部的视网膜调节，视网膜可以识别光与暗。失明且无法察觉光线的女性——她们的褪黑素水平不受到抑制——患乳腺癌的相对风险比能看到光线的女性低50%。[35]

即使夜间微弱的光线也会降低褪黑素分泌。有时候人们无法改变工作时间，但可以通过关闭电子邮件、阅读纸质书而不是在平板电脑或其他电子产品上阅读、晚上不看电视来减少环境光，改善睡眠，甚至降低患某些癌症的风险。

蓝光

部分研究着眼于睡前电子产品和脑波化学及其对褪黑素的影响。2014年发表在《美国国家科学院院刊》（*The Proceedings of the National Academy of Sciences*）上的一项研究表明，阅读电子书而不是传统纸质书会增加入睡所需的时间，因为睡意减少了。此外，与阅读纸质书的人相比，参与研究的人夜间血液中的褪黑素水平较低，而且早上的警觉性也较低。[36]

在前工业化时代，人们对昼夜节律的生理提示是基于阳光的。大脑中的松果体有节奏地释放褪黑素，在夜晚的黑暗时期达到峰值。[37]然而现在，替代光源会向人们的视网膜发送信号，刺激光敏性视网膜神经节细胞，也称为ipRGC，它可以检测环境光信息并向大脑发出信号以削减褪黑素的产生。[38]这些细胞吸收光线的能力很"简陋"，所以夜灯或远灯通常影响不到它们，也不会引发上述变化。影响褪黑素水平的是较亮的东西，比如电子产品、房间里的灯。此外，事实证明，这些细胞对大多数平板电脑发出的蓝光最为敏感。[39]

伦斯勒理工学院的玛丽安娜·费古爱罗（Mariana Figueiro）对这些变化进行了广泛的研究。[39]她发现，蓝光会导致心率加快并引起脑电图变化（脑电波变化），它表现出增强的 β 脑波和警觉性相应提高。你可以通过在设备上使用滤镜、调暗灯光（或将其切换到夜间模式）或将设备远离眼睛来避免这种情况。参见关注点9。

> **关注点 9**

✔ 可以通过在设备上使用滤镜、调暗灯光（或将其切换
  到夜间模式）或将设备远离眼睛来降低设备引起的警
  觉性增强（β 脑波增加）。

疯狂的想法

我们相信，在一天即将结束时你完成的 1 小时富有成效的工
作通常会被早上的懒散和迟钝所抵消。人们都应该学会在睡前至
少 2 小时关闭电子产品。在全球经济飞速发展的今天，有些行业
期望 24 小时全天候运转工作。但从生产力的角度来看，安宁的
睡眠会带来更高的效率和更长的寿命。参见**关注点 10**。

> **关注点 10**

✔ 挑战自己在睡前 1 ～ 2 小时关掉电子产品。太早了？
  那从提前一点开始尝试，逐渐以 30 分钟为增幅来缓慢
  增加。

青少年

我们最大的担忧之一就是青少年睡眠不足。青少年的昼夜节

律与成年人不同，他们往往是"夜猫子"，他们的节奏使得他们在晚上更晚些的时候才会出现褪黑素激增。他们也比成年人对蓝光更敏感，加上学校上课的时间都比较早，所以使他们白天嗜睡变得变本加厉。美国儿科协会建议青少年的睡眠时间为8.5～10小时，但只有不到50%的美国青少年能够获得这种时长的睡眠。明尼苏达大学的一项研究表明，将上学时间推迟到上午8:30的高中，其学校成绩和测验成绩、出勤率有所提高，交通意外率也有所降低。其他研究也表明，更好的睡眠可以转化为青少年更好的行为和情绪。[40]参见**关注点11**。

> ## 关注点 **11**

> ✔ 如果你的孩子可以不受打扰地睡觉，他们什么时候能自然醒来呢？

学习能力与排毒

睡眠如何让人们精神焕发？科学家通过动物实验发现，人脑细胞可以在睡眠期间收缩，从而增加组织间隙或细胞之间的空间。他们进一步观察到，在这段睡眠时间里，细胞间液以及覆盖神经组织的脑脊液，可以提高蛋白质，例如B淀粉样蛋白和其他神经毒素（大脑毒素）的清除率。他们的研究结果表明，一天的活动过后，睡眠比觉醒更能有效地去除废物或为大脑排毒。

奥克兰大学工程学教授芭芭拉·奥克利（Barbara Oakley）教授关于学习的课程，她认为睡眠对于学习新知识至关重要。她说："这种'夜间的房屋清洁'是保持大脑健康的一部分。当你睡得太少时，有毒物质一直积累，这被认为是你无法清晰思考的原因。"她在她的著作《数字思维》（*A Mind for Number*）和名为"学习如何学习"的免费在线课程中强调了睡眠在学习和创造力中的作用。[41]她说，在思考晦涩的概念时入睡有助于巩固对新想法和新概念的学习过程。利用睡眠来提出新思想的著名知识分子有托马斯·爱迪生（Thomas Edison）和萨尔瓦多·达利（Salvador Dali）；两人都进入了非常放松的状态，并最终都进入了梦乡。一些历史学家认为，使用这个技巧，他们发现了解决难题的新方法，并且能够在醒来时想出创造性的解决方案。

人们经常将睡眠不足作为他们的骄傲。有些人甚至将其与提高效率联系起来，他们认为过度睡眠等同于懒惰。其实，从生产力的角度来看，安宁的睡眠会带来更高的效率和更长的寿命。此外，研究表明，睡眠不足会使交感神经过度兴奋，减少愈合，并抑制重要激素，如生长激素。此外，睡眠不足会损害记忆力，导致葡萄糖失衡，降低排毒能力，并使体重增加。随着反应时间减少、事故风险增加、创造力受到抑制和情绪恶化，睡眠不足给你带来的不仅仅是疲倦，还会增加患慢性病的风险。

不相信？为何不先睡一觉再说。参见**图4**。

图4 睡眠卫生

可以帮助你睡个好觉的做法：

- 运动可以促进良好的睡眠，但由于内啡肽 - 肾上腺素的释放，有些人在夜间运动后可能难以入睡。所以做运动要趁早。
- 避免在睡前吃东西，特别是如果有胃灼热的问题。
- 夜间保持房间黑暗。
- 尽量在白天获得自然光。
- 睡前 1~2 小时关掉电子产品。

* 数据来自国家睡眠基金会

> ## 给你的处方

1. 试着按照你的年龄分配睡眠时间。每周增加15分钟的睡眠时间。不要因为任何事睡不着，什么事都可以等到第二天早上再说。

2. 睡前 1~2 小时不要看你的电子产品。太困难的话，就先从30分钟开始。

3. 当你躺下而大脑思绪飞快时，开始深呼吸。专注地深呼吸10次，呼气的时间是吸气的2倍。

第13章

身心连接

释放心灵的治愈力量

案例 1 一位50岁的男性，超重100磅（约45kg），是一名摄影师和摄像师，他来到我们诊所。他有膝痛、糖尿病和高胆固醇血症病史。由于膝盖疼痛和疲劳，他一直过着久坐不动的生活。两年前，为了有更多的时间陪伴女友，他开始每周参加一次高温瑜伽。高温瑜伽是一种在高温和高湿环境下做各种动作以引发显著的汗水反应的瑜伽。由于过热，前几节课他上得很艰难。但在每节课上，他都尽量多做一点。慢慢地，他注意到高温瑜伽给他带来的好处——精力充沛、头脑清醒。他意识到自己开始倾向于更好的食物选择，而随着肌肉力量的增长，他能够参与更多的活动，甚至他将自行车运动也纳入他的养生方式中。

在接下来的两年里，他减掉了超重的100磅，并停用了大部分止痛药，他的新陈代谢问题也减轻了。他继续过着积极的生活。目前，他依然坚持上他的瑜伽课，也做一些其他有益于心血管的活动。他说，瑜伽让他平静，并提高了他的创造力。他的关节炎消失了。糖尿病和高胆固醇血症已经得到了解决。

案例 2 一位50岁的男性高管来体检。他的旅行和会议一直安排得很紧凑，他很难适度断食来进行血液检查，甚至很难准时出现在诊所。由于各种紧急事件，他的体检不得不在3个月内重新安排了3次。在整个体检期间，他的手机一直振动着提示有短信和电话。体检结果表明他的心血管测试和健康状况正常，但问卷中显示他的压力参数和对压力的适应能力异常。进一步询问后，他说他一直感到压力很大。他的生意非常成功，有一个幸福的家庭。然而，他一直对他的未来业务忧心忡忡。他现在的健康状况很稳定，但我们不知道他在这种持续的压力下5~10年后会怎么样。

这听起来像你自己或你认识的人吗？——整天都面对着多任

务并行的工作，不得不连续几周或几个月没完没了地处理突如其来的事情。你问自己："我是怎样做到的？"嗯，是你的急性压力反应和适应力。在这段时间，你要吃富含抗氧化剂的营养丰富的食物，并好好休息。等这段时间过去，你需要一段时间来给自己充电（激活副交感神经系统）。就好像汽车用完所有的油后，人们必须去加油站加油一样。如果你不补充、不充电、不刷新，身体就会像汽车一样坏掉。

如何减轻压力呢？如何学会平静呢？这真是说来容易做起来难。毫无疑问，有的时候人们很难切断刺激，并放慢速度。但如果你有一个工具可以提高你的平静感、减少对压力的恐惧和焦虑、降低炎症和氧化压力、改善恢复性睡眠，那会怎样？

身心技巧

当我们还在医学院学习时，我们就被告知某些疾病的治疗方法没有别的，就是改变生活方式。这些变化通常被概括为饮食良好、适当运动和减压。去问大多数医生，他们都无法解释"改变生活方式"的真正含义，因为事实上，他们没有在医学院学习过如何改变生活方式。我们知道睡眠很重要，但我们没有被教如何帮助睡眠；我们知道运动很重要，但我们没有教给我们的患者怎样运动；我们当然也没有在医学院学习减压的技巧。如今我们从个人经验中习得了这些工具，然后再将这些工具与医生常用的问诊指标结合。这些工具通常被称为身心技巧，包括瑜伽、运动姿势、呼吸技巧和冥想。研究显示了这些技巧是如何帮助抑制交感神经过度兴奋，并且提升副交感神经系统的休息和恢复功能的。[1]这些技巧可以为我们加油、充电。

什么是瑜伽？

虽然许多人认为瑜伽就只是一系列姿势而已，但它实际上是呼吸练习（调息呼吸）、姿势（体式）和冥想的综合体。参见图1。这些姿势通常利用静力锻炼法，通过保持一个姿势引起肌肉收缩来达到塑造肌肉的目的，而不是像自由举重那样在关节处弯曲。从一个姿势换到另一个姿势的运动可以提供极好的心血管锻炼。

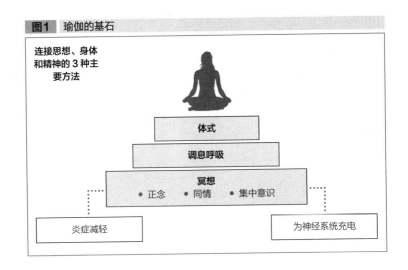

图1 瑜伽的基石

调息呼吸利用横膈膜（大腹部）呼吸，同时改变呼吸的速度和持续时间以及吸气、呼气的长度。呼吸，尤其是呼气，是激活副交感神经系统非常强大的工具。它可以减慢心脏和呼吸频率。参见**关注点**1。瑜伽冥想通过集中注意力、正念和同情冥想来重新训练大脑以达到平静状态。集中注意力在呼吸周期、声音或音乐上，它的目标是训练大脑不走神，并专注于单一事物，例如呼吸。正念观察当下的体验，例如呼吸、周围的声音和自我的想法，但仅仅是观察、关注，而不带有情绪。当有人提供口头指示或建议时，引导冥想也是一种正念。许多人发现这种形式的练习是一个很好的开始方式，有引导的冥想训练使人更专注于当下。慈悲冥想培养对他人的仁慈之情。[2]它经常使用重复的短语来培养普世善感，旨在减少焦虑和倦怠——对护理人员尤其有用。参见案例3。

> **关注点1**

✔ 你有一个唾手可得的工具来平息你的压力反应：调整你的呼吸频率和吸气、呼气的时机。试着用鼻子吸气数到4，用嘴呼气数到8。这样做5次。你有没有感觉到较之前更平静？

| 案例 3 | 乔蒂医生说："我以前每天会见25个病人。通常刚到半天，就累得筋疲力尽。我不得不强迫自己花20分钟冥想。 |

冥想结束时我感到精力充沛，并为接下来的半天工作做好准备。这个工具总是让我惊喜，原来放松大脑可以为整个身体充电。"

瑜伽史

瑜伽起源于东方。你可以在5000年前的文物上看到一些瑜伽姿势，而且在一些很早的宗教文献中也能找到有关瑜伽的记载。在这些参考文献中，瑜伽被视为创造和谐的工具。它一开始被用来提升群落的健康，后来逐渐成为个人的养生之法。精神领袖会在仪式和典礼上引导人们克服思想的局限。在早期的文献中，你会注意到瑜伽练习也包括冥想。人们会关注莲花姿势，这是佛陀为了获得启蒙而使用的姿势。

几个世纪以来，瑜伽练习已经从强调仪式转变为更加强调固定的姿势。19世纪，瑜伽由斯瓦米·维韦卡南达（Swami Vivekananda）引入西方。当时，瑜伽的焦点是健康和素食主义。此后，越来越多的东方文化进入美国并产生影响。1920年，《一个瑜伽行者的自传》（Autobiography of a Yogi）的作者帕拉宏撒·尤迦南达（Paramahansa Yogananda）在波士顿的一次宗教会议上发表了讲话。[3]这一事件引发了人们对使用瑜伽姿势作为健康工具的东方践习迷恋。到1960年代，瑜伽师马哈礼师（Maharishi Mahesh）让超觉静坐（transcendental meditation）流行了起来。

瑜伽的益处

在临床实践中，瑜伽被用于帮助解决睡眠问题，以及压力、平衡或步态问题，并用于协助减肥。瑜伽可以运动肌肉、提高记忆力和减轻疼痛。[4,5]参见**图2**。可以说，定期做瑜伽比从事其他任何练习都更接近真正的抗衰老进程。然而，"抗衰老"确实有点用词不当。抗衰老的目标不是停止衰老，而是让你优雅地变老，包括没有疾病和保持视力、认知健康以及保持良好的身体结构。参见**关注点2**。

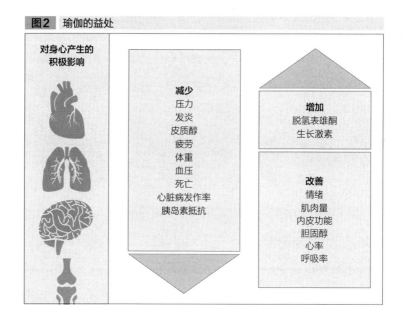

图2 瑜伽的益处

✔ 随着年龄的增长，我们想要什么？是对抗衰老，还是优雅而有力量地衰老？我们希望没有疾病，拥有良好的视力，并保持记忆力和良好的身体结构。瑜伽已被证明有助于减少慢性疾病、保持记忆力和维持身体结构。

▶ **瑜伽、炎症，及其在衰老中的潜在作用**

世界各地人们的平均寿命正在增加。美国疾病控制中心（CDC）报告称，2012年出生的人在美国的预期寿命达到创纪录的78.8岁——女性平均寿命为81.2岁，男性平均寿命为76.4岁。随着年龄的增长，人们患慢性病的可能性会增加。慢性病增加，炎症也会增加。人们迫切需要工具来保护身心，提高生活质量，以及优雅地老去。

优雅地老去的目标是不要生活在泡沫里。人们无法逃避压力，因为它是生活的一部分。但人们可以改变身体感知压力的方式。适当的压力是件好事，它使人挖掘自身潜力，但过度的压力可能导致焦虑和睡眠障碍。在警报阶段或急性压力期间激活交感神经系统可以建立一个高肾上腺素循环，导致更高水平的皮质醇。如果不加以控制，这些高水平会引起多种压力症状并导致慢

性病。然而，大多数形式的瑜伽都能为人们充电并减缓皮质醇的激增。[6,7,8]

一项研究观察了乳腺癌II级到IV级之间的女性乳腺癌幸存者发现，每周进行两次90分钟的常规瑜伽练习，持续8周，可以降低早上和晚上的皮质醇水平，并提高整体健康和疲劳评分。[9]这些癌症患者在做瑜伽时感觉更好，她们的压力标志物水平也下降了！

还有研究表明，松弛反应训练如瑜伽、冥想和呼吸，可以通过影响调节身体产能反应的基因来增强线粒体——细胞的能量发电站。[10]能量是通过形成ATP（三磷酸腺苷）产生的。松弛反应训练已被证明会增加ATP，因此会增加线粒体产能。这使人们能更有效地利用ATP供应和平衡需求。同时，这些做法已被证明可以使得类似NF-KB这类蛋白质（这些蛋白质打开体内的炎症级联反应）生成减少，从而减少了相关炎症反应。免疫细胞中较低水平的NF-KB也与较低的氧化应激相关。这些数据表明，瑜伽可以对能量、炎症和氧化应激途径产生积极影响，这些都与慢性病和衰老有关。

最近的一项研究将老年人的孤独感与炎症联系起来，并表明正念可以减少血液中的炎症标志物水平和孤独感。[11]参见**关注点3**。

✓ 想象一下这是另一种减少血液炎症的工具！

为慢性病患者提供护理的护理人员承受着很大的压力。压力会引发炎症。[12] 一项研究着眼于照顾患有阿尔茨海默病父母的人的炎症标志物。研究发现，那些每天冥想12分钟、持续8周的护理人员能够减少他们体内的炎症标志物水平。随着寿命的延长，有许多家庭为老年人提供护理。这一发现提醒我们，冥想是缓解护理人员压力和减少炎症的重要工具。[12]

▶ 瑜伽和激素平衡

对于患者和医生来说，衰老最令人沮丧的是激素失衡。瑜伽有能力影响人们的激素平衡并直接解决压力反应。稍后会详细介绍。让我们先聊聊基础知识。激素是体内不同器官和组织之间交流的蛋白质。它们调节身体的大部分功能，例如（但不限于）消化、新陈代谢、睡眠、繁殖和情绪。激素失衡和大多数激素的下降是衰老的关键因素。

例如，脱氢表雄酮（DHEA）和生长激素是随着年龄增长而下降的天然激素。DHEA与肌肉质量、活力和认知健康有关。生长激素由脑垂体分泌，与人们的成长和愈合能力有关。一项研究着眼于12周定期瑜伽训练的效果。研究人员观察到，练习瑜伽（利用姿势、呼吸和冥想）的受试者的DHEA和生长激素水平较高。这种练习在不同的时间段组合使用不同的方法，包括呼吸练习、冥想技巧和姿势。[13]瑜伽是一种自然提升激素的神奇方式，尤其是在人们开始衰老的时候。

脂联素（adiponectin）是一种由脂肪组织产生的激素。它是脂肪和葡萄糖代谢的关键。内脏脂肪或腹部脂肪包围着我们的内脏器官。过多的内脏脂肪与炎症标志物水平的增加有关。研究表明，瑜伽有助于减轻体重、改善肌肉质量和降低血压，同时还能减少炎症标志物水平。瑜伽能提高脂联素水平，从而调节脂肪和葡萄糖的代谢，有助于体重管理。[14]参见第183页的**图2**。

其他研究发现瑜伽有助于减少与多囊卵巢综合征（polycystic ovary syndrome，PCOS）相关的激素。PCOS是一种女性雌激素和睾酮失衡的疾病。女性的睾酮过多会导致月经周期不规律、起痤疮、毛发过度生长、胰岛素抵抗和不孕。瑜伽已被证明对PCOS发生的葡萄糖代谢、脂质和激素平衡有积极影响。一项研究表明，瑜伽在降低胰岛素抵抗发生率方面优于运动，而胰岛素抵抗是糖尿病的前兆。[15]

▶ 瑜伽对心血管的益处

压力越来越被认为是心血管疾病的罪魁祸首。这种联系被认为是通过皮质醇和交感神经系统的影响来实现的。[16]压力似乎会引发内皮功能障碍（血管无法适当扩张）。内皮损伤与斑块的形成有关。一项研究着眼于接受心理压力测试的健康男性。研究发现，被施予一段时间的精神压力后，男性的内皮功能障碍长达4小时。[17]更令人惊讶的是，压力会引发心脏病。这进一步强调了拥有减轻压力的工具的重要性。

另一项研究检验了减压工具，例如瑜伽和冥想，对33名患有和未患有心脏病的人的影响。参与者进行了冥想并练习了数周的瑜伽。在患有心血管疾病的参与者中，瑜伽和冥想显著改善了内皮功能。[18]尽管这项特殊研究没有发现未患有心脏病的个体的内皮功能发生显著变化，但确实发现患有和未患有心脏病的参与者的血压、心率和BMI都有所下降。

即使我们目前在药物、手术和外科干预方面都取得了进步，但心血管疾病仍然是美国人的主要死因。生活方式医学的先驱，医学博士迪恩·奥尼什（Dean Ornish）在30多年前就意识到，生活方式的改变，包括瑜伽和冥想等减压策略与饮食改变相结合，可以减少影响心脏健康的危险因素。

随着这些生活方式的改变，包括胆固醇、耐力、工作表现和心脏功能等参数得到了改善。[19]最近，《欧洲临床心脏病学杂志》（*European Journal of Clinical Cardiology*）研究了超过37项关于基于体式的瑜伽练习的随机对照实验，发现心血管危险因素较低，例如较低的BMI、收缩压、总胆固醇、甘油三酯和LDL水平。更高的HDL水平也被发现。因而得出的结论是，有证据表明瑜伽可以改善心脏健康。[20]事实上，当比较练习瑜伽但没有做传统心血管运动的参与者和做传统训练的参与者时，研究表明他们在心脏健康方面没有差异。这表明瑜伽有望改善心血管健康。

▶ 瑜伽和情绪

作为临床医生，我们也喜欢为人们提供调节情绪问题所需的工具。由马萨诸塞大学（Umass）的卡巴金（Jon Kabat-Zinn）博士发起的一项名为"正念减压（MBSR）"的计划非常流行。他创建了一个为期8周的计划，逐步教授人们正念。卡巴金的计划已经进行了实验研究，并获知可以带来显著的益处，因此全球250多家医院目前都将其作为各个领域医疗保健的辅助手段。

MBSR已成功用于帮助患有肠易激综合征（IBS）的人，该综合征有显著的压力成分。情绪和肠道之间一直存在着密切的联系。IBS被认为是一种功能性疾病，因为其症状（如腹胀、胀气、便秘与腹泻交替出现）与肠道功能有关，但肠道没有结构性、传染性或微观的变化。通常，这些症状是由情绪引发的。这是一种非常常见的诊断症状，但让人沮丧的是，治疗选择有限。然而在一项研究中，完成MBSR训练的那组显示IBS症状和压力症状的严重程度有所降低，这两个结果在之后6个月的随访中都得到了较好的维持。[21]最近发表的最激动人心的研究之一是2014年在约翰霍普金斯大学进行的。这项研究回顾了18000多项冥想研究，涉及47个不同的研究实验，发现正念计划改善了焦虑、抑郁和疼痛的水平。[22]

在压力可以发挥强大作用的地方，例如炎性肠病，研究发现，部分人的体内压力标志物水平非常高（以尿液皮质醇数值衡量），而运用正念练习则提升了他们的生活质量评分，即使正处于发作期，正念练习也能够帮助他们有效应对这些疾病。[23]由此可见，正念将对许多慢性病有益。

▶ 瑜伽、学习和记忆

我们已经发现冥想可以增强大脑中与"安宁"这个感受相关的特定区域，因此也可以提升注意力和对刺激的反应时间。冥想实际上缩小了大脑中涉及焦虑、愤怒和低落情绪的区域。[2]此外，对我们来说，冥想最令人兴奋的部分是它在大脑前部建立了灰质——这是一件好事，它被称为前额叶皮层，与工作记忆（或产生新记忆）有关。

哈佛大学的一项研究表明，将信息传递给其他细胞的被称为轴突的部分神经细胞，在冥想者的大脑中有所增加。[24]其他研究表明，冥想练习，比如安静地醒来（在黑暗中保持清醒并专注于呼吸）有助于听觉学习。[25]这意味着仅仅通过放松练习和保持平静的练习就可以提高听觉学习能力。此外，冥想还可以增加细胞之间的联系，从而增强记忆力、整体大脑功能和对压力的恢复能力。[24]在阿尔茨海默病发病率呈指数增长的今天，这是非常令人振奋的信息，它可能有助于我们逆转大脑变薄（萎缩）和记忆丧失。参见**关注点**4。

> **关注点4**

✔ 瑜伽是另一种可以提高记忆力和抗压能力，以及改善整体大脑功能的工具。·

▶ 瑜伽和"自然曲度校准"

瑜伽还注重姿势，讲究体式的自然曲度。不良的姿势以及部位错位与许多疾病有关。每天坐8~10小时会导致脊柱弯曲，不仅对身材有很多不利影响，还可能导致疼痛问题和能量下降，甚至对其他慢性病状态造成影响。对于慢性病，久坐会导致肌肉无法有效利用胰岛素，这会直接引发葡萄糖代谢问题，最终导致胰岛素抵抗和前驱糖尿病。久坐也可能与疼痛综合征有关。颈部拉伤、腕关节疼痛、肩部疼痛以及下背部和臀部疼痛都可能因久坐而引起。在这个坐着的时代——人们每天花2小时坐车上班，然后在办公桌前坐8小时——姿势和关节

· 瑜伽是一个代表，可以将其理解为能帮助人达到宁静状态的工具。——译者注

间的对准性可能会受到影响。

正常脊柱曲线需要三条曲线位置正确，其中包含33块骨头，排列为颈椎（C1—C7）、胸椎（T1—T12）、腰椎（L1—L5）和骶骨（S1—S5）部分。参见第193页的**图3**。如果具有良好的姿势和中立的脊柱，人们的颈椎会是轻微弯曲的（向前或朝向身体前方），胸椎向后弯曲，腰椎向前弯曲。坐在办公桌前长时间打字会给这个系统的不同部分带来很大的压力。例如，坐在办公桌前会导致颈部向前突出，这不仅会产生颈部问题，还会产生上背部和肩部问题。如何平衡过来呢？保持肩膀放松和颈部不前倾，同时坐时保持骨盆肌伸展并双脚平放在地板上。

久坐还会导致髋屈肌收紧以及臀肌和腹肌无力。这会导致僵硬和不灵活，并可能影响椎间盘。它还会使人行动不稳，增加跌倒的风险。瑜伽姿势通过关注横向运动、脊柱伸展和平衡来解决这些问题。想象一下，在久坐后做一个轻微的伸展运动，你的感觉会有多好；想象一下，每天的瑜伽练习是如何做到对抗日常生活对人体造成的压力的。

膈肌呼吸是瑜伽练习中的一种呼吸形式，如果在工作日定期进行，可以更有效地利用肩部、胸部和腹部肌肉。事实上，一项荟萃分析显示，慢性阻塞性肺病（COPD）患者在练习瑜伽时肺流量有所改善。[26]机制尚不清楚，但可能与放松身体和改善肌肉功能有关。它允许将关注点放在中立脊柱的校准上，这样利于空气进入。

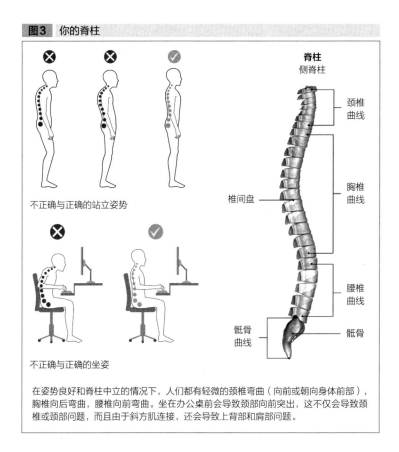

图3 你的脊柱

不正确与正确的站立姿势

不正确与正确的坐姿

脊柱
侧脊柱

椎间盘

骶骨曲线

颈椎曲线

胸椎曲线

腰椎曲线

骶骨

在姿势良好和脊柱中立的情况下，人们都有轻微的颈椎弯曲（向前或朝向身体前部），胸椎向后弯曲，腰椎向前弯曲。坐在办公桌前会导致颈部向前突出，这不仅会导致颈椎或颈部问题，而且由于斜方肌连接，还会导致上背部和肩部问题。

许多瑜伽姿势，例如向下犬势或猫牛势，都可以锻炼久坐时收缩的对掌肌。在一天中多做做伸展运动和瑜伽姿势，或使用坐立式办公桌，可以帮助防止每天坐8小时对健康造成的不利影响。有许多网站还总结了关于坐立式办公桌益处的最新研究。

专家意见和研究表明，久坐会影响人们对胰岛素的反应。《华盛顿邮报》（*The Washington Post*）几年前发表了一篇文章，展示了久坐对身体许多器官的危害。文章的作者表明，只是长时间地坐一天，适当的胰岛素反应就会降低。[27] 其他研究也显示，瑜伽姿势和冥想降低了空腹血糖和胰岛素水平，这表明胰腺对葡萄糖信号变得更加敏感。人们可以考虑通过瑜伽来降低血糖水平。[28,29]

▶ 瑜伽和盆底

女性经常会经历憋尿困难。这被称为压力性尿失禁，通常是由过度冲击引发的，例如跑步、超重和多胎妊娠。更年期激素变化也可能造成压力性尿失禁。对于经常不得不频繁排尿并且在咳嗽、打喷嚏、大笑或运动时有少量尿液渗漏的女性来说，实在令人沮丧。

盆底瑜伽（作用于支持膀胱、子宫、直肠和阴道等器官的肌肉、韧带和神经的瑜伽）是对抗尿失禁的好工具。盆底肌是用进废退的肌肉。我们需要积极地维护它。凯格尔运动（Kegel excercise）是一种盆底运动，它利用盆底肌每次收缩 5 ~ 10 秒来模拟尿流的停止。这个运动很有效，但需要每天做几次。我们建议将凯格尔运动与一天中经常发生的活动联系起来，例如在接听电话或发送电子邮件时做。然而，补充盆底瑜伽将凯格尔运动提升到一个新的水平。这些练习很简单，即使在工作时也可以坐在椅子上完成。

瑜伽姿势的种类

瑜伽种类繁多，这会使刚刚开始练习的人感到困惑和不知所措。然而，任何一种瑜伽练习中都有令人难以置信的健康益处。瑜伽有很多风格。在美国一种常见的瑜伽是哈他瑜伽（Hatha Yoga）。哈他瑜伽是利用姿势与呼吸技巧相结合的练习的总称。力量瑜伽（Power Yoga）是一种高强度瑜伽，在健身房很流行，它专注于从一个姿势到另一个姿势的流动，主要目的是增强力量、提高柔韧性。艾扬格瑜伽（Iyengar Yoga）、阿奴萨拉瑜伽（Anusara Yoga）和维尼瑜伽（Vini Yoga）也都是常见的瑜伽种类，它们节奏缓慢，专注于校正。克里帕鲁瑜伽（Kripalu Yoga）是一种慢动作瑜伽，强调身心意识。等等。

现在在美国普遍练习的一种具有挑战性的瑜伽是阿斯汤加瑜伽（Ashtanga Yoga），它的特点是持续运动和呼吸技巧。通过运动产生热量，这被认为对瑜伽练习至关重要。高温瑜伽（Bikram Yoga）与其类似，但形式不同。高温瑜伽具有26个固定姿势，每个姿势重复两次，并要求在湿度为40%的房间内进行，加热至40℃以上。练习者在练习后经常出汗过多。建议没有太多疾病问题的人练习高强度瑜伽。如你所见，你可以根据个人的需求进行个性化的练习。参见**图4**。

图4 多种类型的瑜伽

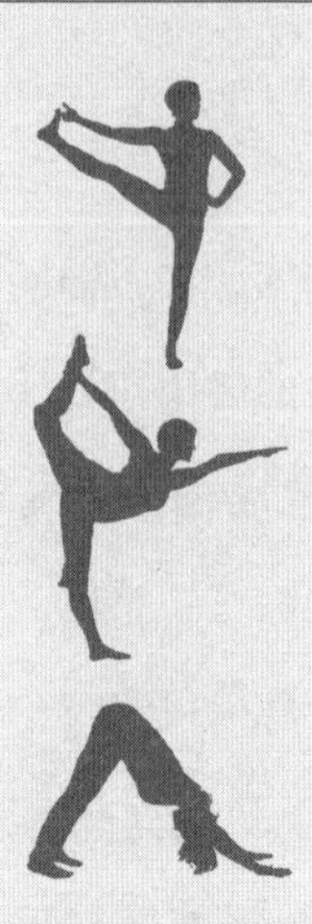

风格	强度	重点
哈他瑜伽	多变的	姿势配合呼吸的伞式
力量瑜伽	高度	连续的一系列姿势
艾扬格／阿奴萨拉瑜伽	中度	强调"自然曲度校准"
克里帕鲁瑜伽	轻度	鼓励身心觉知
昆达里尼瑜伽	轻／中度	鼓励自我赋能；利用吟唱、姿势和呼吸的方式
阿斯汤加瑜伽	高度	一系列姿势，打造属于自己的热能，专注有节奏的呼吸
高温瑜伽	高度	在人工加热的环境中的一系列姿势

瑜伽是一门集身体、心理和精神于一体的学科，具有多样性流派，且有实践性和目标性。

一种独特的瑜伽类型：睡眠瑜伽

我们最喜欢的瑜伽类型是睡眠瑜伽（Yoga Nidra），它使人能够进入觉醒和睡眠之间的状态。[30]睡眠瑜伽是一种以摊尸势（sivasana）躺着做的练习。跟随着引导式的冥想，运用呼吸技巧，一次关注一个身体部位。睡眠瑜伽已被证明可以诱发阿尔法脑电波，这与放松的精神状态有关。睡眠瑜伽可以改善睡眠，而不必在晚上进行。它通过改善副交感神经部分为自主神经系统充电。当一个人在晚上醒来的时候，睡眠是促进入睡的一个绝佳工具。参见**关注点5**。

> **关注点5**

✔ 当你半夜醒来时，你是否发现你无法将你那一直在
"赛跑"的头脑平静下来？此时睡眠瑜伽是一个很好
的工具。

超觉静坐

超觉静坐（transcendental meditation，TM）是另一种特定形式的身心干预瑜伽，它产生了心血管医学方面令人信服的数据。TM是一种使用"咒语"（具有语音意义的单词或声音）来安定心灵的冥想形式。TM每天练习2次，每次练习20分钟。据资料显示，它可帮助皮质醇水平下降30%。[31,32] 研究表明，TM练习可以减弱交感神经系统的活性。[33] 皮质醇水平降低和交感神经活性减弱在心血管疾病方面显示出益处。一项研究表明，TM降低了有心脏病史的患者的死亡率及心肌梗死（MI）和中风的风险。[34]事实上，美国心脏协会推荐通过TM练习来预防和治疗高血压。[35]

瑜伽与社区

瑜伽在许多高危社区中推广并取得了惊人的效果。这些社区

计划的目标是为社区居民创造复原力，并为被监禁的人提供康复服务。警务督察基兰·贝迪（Kiran Bedi）在印度最大的监狱提哈尔监狱（Tihar Jail）中使用正念呼吸技巧来改造因犯。她成功地教育因犯了解愤怒、恐惧和仇恨，并将他们转变为具有积极生产力的社会成员，这为她赢得了国际认可和世界赞誉。[36]

通过马里兰州巴尔的摩的生活基金会可以看到瑜伽在社区中有益的另一个例子。[37]该基金会通过住院医师向孩子教授正念，帮助他们应对慢性压力和焦虑。

高管们，如《赫芬顿邮报》（*The Huffington Post*）创始人阿里安娜·赫芬顿（Arianna Huffi ngton），正试图通过在工作场所增加日常冥想练习来改变企业文化，他们希望当员工们感受到变化和愉悦时，对花时间通过冥想为自己充电而感到内疚的心态会随之减少。

困在屋子里的"千手大象"——我们做得过火了吗？

现实生活中一个常见的场景是，莫妮卡医生在办完事后返回停车场却找不到自己的车了，她通常只能按下钥匙警报期待汽车回应。在大多数时候，她从停车场进入一栋大楼时都在接听电话或看短信，同时思考着自己这一天被安排得满满的日程。而后就忘记了车停在哪里。你是不是觉得很熟悉？你有过类似的经历吗？其实将关注力更多地放在手边的事上就能解决这个问题。我们经常认为自己健忘是一个记忆问题，其实并不完全正确。记忆不是问题。我们缺乏的是正念——专注于当下，活在当下，不让分心的事情阻碍当下。

科技改变了人们的生活。智能手机、平板电脑和其他电子产品有助于人们快速获取信息并保持联系。各种丰富的指南唾手可得。然而，这些高科技的"玩具"也会让人分心，让人注意力不集中。不断传来的短信和社交媒体信息让人们逐步远离自己的思想和任务。多任务处理似乎意味着效率，意味着能在"任务之间快速切换"。鲍勃·沙利文（Bob Sullivan）和休·汤普森（Hugh Thompson）在《纽约时报》（*The New York Times*）发表的一篇名为"大脑，中断（Brain, Interrupted）"的文章中，描述了亚历山德罗·阿奎斯蒂（Alessandro Acuisti）博士在卡内基·梅隆所做的研究。[38]阿奎斯蒂的研究发现，中断次数的增加会导致考试成绩降低20%。多任务处理和任务之间的快速切换会降低身体的性能表现。人们自认为效率更高了，但从长远来看，其实是效率变低了，人们的表现越来越差。在一天的计划中多安排一些时间远离电子产品非常重要，这将使你专注于家庭、人际关系和平静心灵。参见**关注点6**。

> ✓ 你是否注意到你的手机在白天或1个小时内响铃的频率？作为回应，你多久暂停一次正在做的事情来浏览信息？好好想想，这对你的注意力有多大的破坏性。

对于本章开头案例2中的病人，乔蒂医生建议他尝试练习正念——专注于当前任务，不要在工作时被手机或短信分心。这对他产生了奇迹般的效果。

基本论点： 人们需要时间来恢复身体。计划好数码戒断的时间，通过睡眠瑜伽获得恢复性睡眠，每周至少冥想5次。这可能意味着你要用心做每一件事——盯着一根蜡烛5分钟、熨衣服、游泳或上瑜伽课。做哪件事件并不重要，重要的是你多久做一次。让正念成为日常练习。

> 👤 **给你的处方**

1. 无论你决定做哪种瑜伽练习或冥想，每天都去做。

2. 学习深呼吸技巧。

3. 每天规划出远离电子产品、数码戒断的时间。

4. 专注于每项任务本身，避免一心多用。

第14章

运动的快感

运动，扭转久坐的生活方式带来的损害

案例 ▼ 乔蒂医生的一名患者是一位36岁的女性，她因出汗过多来到诊所。症状在3个多月前就开始出现。她常常会在不适当的时候全身出汗；她还经历过严重的腹泻；过去她曾因抑郁症接受过治疗，并一直服用一种名为度洛西汀（duloxetine）的抗抑郁药。她否认压力水平或药物剂量有什么变化。除此之外，她感觉精力和体力一直都很好。事实上，她说自己比以前运动得多多了，并且正在参加半程马拉松训练。但是她的症状让她担心，她想排查癌症的可能性。

她的初步检查和胸部 X 线检查均正常。乔蒂医生认为她服的药物可能产生了副作用。这种可能性让病人感到惊讶，因为她服用度洛西汀已经5年了。她不明白为什么坚持服用这么久会突然产生不良反应。乔蒂医生认为，她最近运动量突然增加提高了神经递质（大脑中负责好心情的化学信使）的水平。所以，她现在的药物剂量对她来说太高了。虽然病人对这样的判断存在疑虑，但最终同意逐渐减少剂量，而她的症状随之得到缓解，她的抑郁症也没有反弹。事实证明，确实是高剂量的度洛西汀与跑步带来的自然效果发生了冲突。在乔蒂医生为她每天服用的抗抑郁药减量后，她的出汗和其他症状明显改善。她继续跑步，感觉良好。

运动被定义为为特定目的而进行的任何身体活动。这是一项有规律的、重复的活动，可以改善人们的体质。几个世纪以来，健康倡导者一直提倡运动是促进健康和避免慢性病的一种方式。运动的人可以感觉到他们的心率增加了，肌肉变得更强壮了。他们更有力量，表现出更好的敏捷性、平衡性和协调性。

但这些身体上的改善并不是运动的唯一原因。运动也可以提高人们的反应时间；排出体内的毒素；让人们产生一种快感和幸福感；运动给了人们更多的能量，提高了人们的生活质量，并有助于更清晰地思考问题。[1,2]

人们的生理参数也随着运动而改善——耐力、力量和柔韧性变好了，而且有了更好的身体成分比（肌肉与脂肪的比例）。运动会给血糖水平、胆固醇和新陈代谢带来好的变化，它降低患心脏病、中风、2型糖尿病和某些类型癌症（如乳腺癌、结肠癌）的风险。研究甚至表明，有规律的身体活动可以延缓各种原因导致的死亡。[3]

多大运动量合适？

2007年，美国心脏协会和美国运动医学学院发布了指南，帮助医生和病人确定应该进行哪些活动，以及每周应该做多少来实现他们的目标。本章将讨论对整体活动的建议，而针对诸如减肥、提升速度或运动表现或心血管训练等目标的具体建议应在医生的帮助下做个性化调整。一般来说，美国心脏协会建议每周至少进行150分钟的适度运动，可以分为30~60分钟的训练，每周5天。指南建议，随着时间的推移，慢慢增加运动强度和频率以获得最大收益。[4]

我们通常通过每周的代谢当量（MET）来测量运动强度。MET是衡量体育活动能量消耗的指标。它用于评估该活动的强度。当人们运动时，需要更多的空气，才能将氧气输送到血液和肌肉中。MET代表相对于休息状态所需的摄氧量。例如，6个MET意味着所需的氧气是休息时所需氧气的6倍。静静地坐着发生1个MET，3个MET等于静坐能量的3倍。23个MET相当于在4.17分钟内跑完1英里（约1.6公里）。MET是在样本总体中计算的。它以普通人为测量基准，但因年龄和各种条件不同会有所差异。例如，一个40岁且健身水平很高的人可以以每小时3~4英里（约4.8~6.4公里）的速度行走，这对他来说相当于3个MET，但对于一个70岁的男人来说，该水平将被认为是剧烈的运动，相当于6~7个MET。MET为人们提供了评估一个人运动能力的基础参考。总体而言，中等强度运动被认为一般相当于3~6个MET。此类运动包括以每小时3~4.5英里（约4.8~7.2公里）的速度快步走、远足、轮滑、水中有氧运动，以及以每小时5~9英里（约8~14.5公里）的速度骑自行车等。图1可以作为一个合理运动的指南。[5]

对男性和女性人群的研究表明，当他们以每周150分钟3~5.9个MET（中等活动）的运动量运动时，患心脏病和死亡率的风险显著降低。[6,7,8,9,10]进一步研究显示，当久坐不动的生活方式被突发的活动打破时，患慢性病的风险就会降低。[11]

现状：沙发土豆（the couch potato）

美国心脏协会和美国运动医学学院制定的标准得到了许多实验的支持。然而，整个社会在践行这个标准时却遇到了麻烦。总的来说，人们基本上都是久坐不动的——每天在办公桌前坐8小时，在通勤汽车里坐着，晚上睡觉前在电视或电脑前坐着。人们经常说没有时间或工作一天太累而无法运动。

图1 身体活动的代谢当量

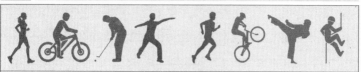

测量身体活动的能量消耗

中等强度活动（3.0~6.0 METs）

步行（中度）
以 3~4.5 英里（约 4.8~7.2 公里）/ 小时的轻快速度在室内或室外的水平地面上，例如：

- 步行去上课、上班或去商店
- 遛狗
- 下班后散步
- 下楼或下山

一般家庭锻炼（轻度或中度）
- 地板上的上下运动
- 蹦床
- 爬楼梯
- 划船机

活动（中等强度）
- 骑自行车时速 5~9 英里（约 8~14.5 公里），"地形平坦""缓坡"选项
- 固定式自行车——中等强度
- 竞走——低于 5 英里（约 8 公里）/ 小时
- 远足
- 轮滑
- 有氧舞蹈——高强度
- 水中有氧运动

运动（中等强度）
- 高尔夫——和球童一起散步
- 网球（双打）
- 羽毛球

剧烈活动（3.0~6.0 METs）
- 赛跑和有氧步行——5 英里（约 8 公里）/ 小时
- 慢跑或跑步
- 推轮椅
- 快步上山坡
- 背包旅行

骑自行车
- 骑自行车时速超过 10 英里（约 16 公里）或上坡
- 固定式自行车

练习（剧烈）
- 徒手操——俯卧撑、引体向上
- 跳跃运动
- 水中慢跑
- 爬楼梯机——快节奏
- 划船机

活动（激烈）
- 轮滑——快节奏
- 有氧操——踏步和跳舞
- 空手道、柔道、跆拳道、柔术
- 攀岩

体育运动（剧烈）
- 网球
- 篮球
- 往返游泳
- 冲浪板冲浪

由于久坐不动的生活方式，现代人肥胖率上升。美国疾控中心目前的数据显示，2017年至2018年美国肥胖率达到42.4%。研究显示，久坐不动的生活方式会直接增加患冠心病和抑郁症的风险，腰围增加，血压升高，血脂恶化，增加生物标志物水平，如葡萄糖和胰岛素等（可能是糖尿病的前兆）。[13,14,15]

久坐的生活方式会增加人们患慢性病的风险，增加一些小幅度的身体活动可以降低人们患心脏病、中风、2型糖尿病和某些癌症的风险。[16]运动量的小幅增加可以将所有原因造成的死亡率降低20%~30%。[17]无论小量的或者大量的运动都会帮助人们长寿。一些微小的生活改变，例如在工作期间散步休息、定期做伸展运动或每天多走2000步，都有助于降低患严重疾病的风险。[18,19]作为医生，我们建议增加运动能力，因为运动会使人释放一种叫一氧化氮的物质，它可以帮助扩张血管，而这种物质会随着时间的推移、随着运动的持续而积累。[24]运动不仅有助于健康的血管扩张，而且有助于薄而狭窄的血管扩张——久而久之，心绞痛也会减轻。[25,26]当然，运动需谨慎，应该在咨询了医生之后进行。此外，增加一氧化氮还有助于防止血小板聚集（或血小板凝结），从而降低动脉斑块的形成率。[27]

然而，随着人们积极地动起来，人们需要更多的运动才能获得想要的益处。这时，小量运动就不够了，运动必须达到一定强度，这个强度根据每个人的健身水平和健康状况而有所不同。如果运动对身体造成的压力不够，那么变化就不会那么明显。

值得注意的是，有一种现象被称为"活跃的沙发土豆（active couch potato）"。* 这个词适用于许多人，他们每周满足150分钟的适度运动，但剩下的时间——坐着。不幸的是，有数据表明，即使人们运动了，

* couch potato指久坐不动的"宅人"。——译者注

在剩下的时间里久坐也是不好的，这种行为会对新陈代谢产生影响。[20]这些研究虽然是针对那些花过多时间看电视的人进行的，但结果也适用于坐在办公桌前工作时间久且通勤时间（坐车时间）长的任何人。诸如选择坐立式办公桌或者在白天工作之余做做活动之类的改变都具有显著的益处。试试午休时散散步，爬楼梯而不是坐电梯，步行上下班……还必须尽量减少晚上看屏幕的时间，以免沦落为沙发土豆的角色。参见**关注点1**。

> **关注点1**

尽管我们无法改变工作或通勤时间，但有些事情我们可以改变。

✔ 工作时走楼梯而不是坐电梯。

✔ 将车停在离上班的地方较远的停车场。

✔ 减少屏幕使用时间。

✔ 午餐后去散步。

运动并不总是等于减肥

美国运动医学会建议每天消耗150～400千卡的热量，1千卡是我们通常用来表达热量消耗的单位。卡路里可用于量化你从食物中摄取了多少热量或燃烧了多少热量。一个人消耗的卡路里是因人而异的。燃烧多少卡路里取决于你的身高和体重，以及运动的长度和强度。例如，一个体重160磅（约72.5kg）的人骑自行车1小时会消耗大约292卡路里。·相同身材的人在进行1小时水中有氧运动时会消耗402卡路里。他们带着高尔夫球杆打1小时高尔夫球也会消耗314卡路里。[21]但是，如果一个人的体重是前面这个人体重的2倍，那么同样的运动将导致卡路里消耗显著增加。体型越大，运动所需付出的努力就越多，因此消耗的卡路里也越多。例如，一个体重160磅（约72.5kg）的人以每小时3.5英里（约5.6公里）的速度行走可以1小时内消耗314卡路里，而体重240磅（约108.8kg）的人这样走1小时可以消耗469卡路里。[22]参见**图2**。

· 这里的卡路里，约定俗成地认为千卡。——译者注

然而，并不是所有的运动都能减肥。减肥取决于很多因素：你吃了什么、吃了多少，睡了多少，以及激素平衡怎么样。体重减轻在某种程度上是由供求关系决定的。为了减肥，人们摄入的必须小于通过运动减掉的。通常，在最初的快速减肥之后会进入

平台期。然后，身体将需要更剧烈的运动来增加热量的消耗。有时增加强度就像多走10分钟或负重步行一样容易。令人惊讶的是，这些微小的变化会产生巨大的差异。

图2 燃烧的卡路里（基于体重和1小时的持续活动）

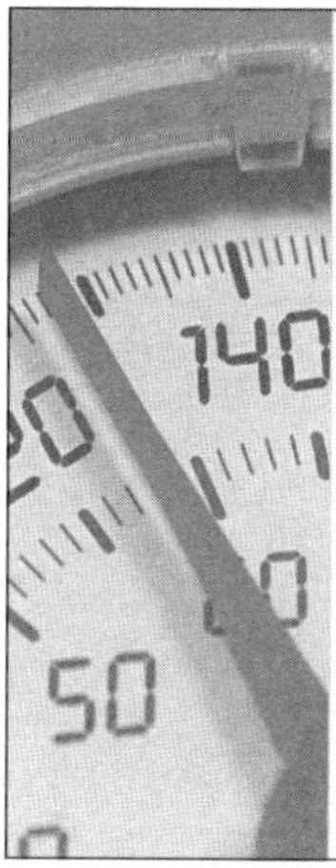

体力活动	燃烧的卡路里	
	160磅（72.5kg）体重	240磅（108.8kg）体重
以每小时5英里（约8公里）的速度行运	606	905
高强度有氧运动	533	796
中度强度往返游泳	423	632
水中有氧运动	402	600
低强度有氧运动	365	545
中等强度椭圆机训练	365	545
携带球杆打高尔夫	314	469
步行2英里（约3.2公里）/小时	204	305

数据源自梅奥医疗中心

运动的生物化学

作为医生，我们往往会从新陈代谢的角度来看待运动，这是身体在细胞和激素水平上发生的变化。代谢运动可分为有氧（aerobic）和无氧（anaerobic）两种。两者都会导致心率增加，但在维持健康方面的作用却截然不同。

运动会产生身体压力，从而对身体产生更多的氧气、血流和营养需求，并且需要肌肉产生更多的能量来维持运动。运动的增加会对氧气产生更大的需求。当人们运动时，细胞会使用一种被称为三磷酸腺苷（ATP）的能量形式。而运动期间身体会使用葡萄糖（糖）或脂肪来制造这种能量，以持续运动。人们代谢糖还是脂肪取决于系统中是否存在氧气。

在运动初始阶段，身体运动主要都是有氧运动，因为人们有足够的氧气来执行日常活动开始时所需的任务。人们的心率增加，将含氧血液带到正在使用的肌肉中。有了氧气，身体就会分解脂肪来制造ATP，从而更高效地工作。虽然葡萄糖也被用于有氧运动，但能量的主要来源还是脂肪。因此，人们常将有氧运动称为运动的燃脂阶段。参见**图3**。

图3	有氧与无氧代谢

有氧运动
- 利用氧气。
- 更高效——释放更多能量。
- 能够长期坚持。
- 消耗脂肪比消耗葡萄糖更多。
- 副产品是二氧化碳、水和能源。
- 以低于70%最大预测心率工作。
- 运动过程中仍能流畅说话。
- 耐力训练。

无氧运动
- 无氧。
- 效率较低——释放的能量更少。
- 更多高强度。
- 消耗葡萄糖。
- 产生可导致肌肉疲劳的乳酸。
- 以超过80%最大预测心率工作。
- 运动过程中说话上气不接下气，感觉不舒服。
- 高强度间歇训练，负重力量训练。

 有氧代谢是指肌肉中有足够的氧气。通常它发生在人们日常锻炼的开始阶段。根据锻炼的强度，只要心率保持在有氧区，有氧代谢就可以继续。随着强度和持续时间的增加，肌肉变得缺氧，身体转为无氧代谢。然后，肌肉找到其他能量来源，即葡萄糖。这种新陈代谢的副产品是乳酸，它使肌肉在锻炼后酸痛。

抗炎自救：修复你的免疫力

随着进行更多的耐力运动，肌肉需要氧气和营养物质，然后会耗尽氧气。人们呼吸加快以引入更多氧气，心率加快将氧气输送到需要它的肌肉。然而，随着时间的推移，人们无法为需要氧气的肌肉提供足够的氧气。然后肌肉细胞开始在没有氧气的情况下工作（无氧代谢）。没有氧气，身体不会分解脂肪。此时转变为使用葡萄糖作为能源来源。当我们使用没有氧气的葡萄糖时，乳酸就产生了。肌肉中的乳酸是人运动后感到疼痛的原因。为了帮助清除乳酸，人们用神经递质去甲肾上腺素（也称为肾上腺素）激活交感神经系统。这使心率和血压进一步升高，并有助于为肌肉带来更多的氧气供应。

这种激活神经系统的过程是一种压力形式。不过，运动起初是一种良性压力，因为心率和血压的增加可以让人们的氧气供应跟上需求。心率的增加也有助于为疲惫的肌肉带来更多的氧气，并去除乳酸。如果继续运动，会积累更多的乳酸，从而加快心率。最终，根据个体的健身水平，肌肉疲劳后停止运动。

超出健身水平的运动可能对人们来说是一种困扰。人们可能会因此失衡，让交感神经系统过度劳累。肾上腺素和心率保持在较高状态。随着时间的推移，这可能会导致出现受伤和过度训练的症状，也会对免疫系统造成负担。[23]过度运动初期看起来像是过度的肌肉酸痛和疲劳；而随着慢性失衡，人们开始经历睡眠困难、反复发作的疾病和感染、情绪障碍和免疫失调。免疫系统也不起作用了。这就是为什么缓慢建立一个最佳的健身水平如此重要。

运动期间，流向肌肉和心脏的血液增加，运动也会增加流向皮肤的血液，这有助于消散肌肉活动产生的热量。然而，由于交感神经过度驱动，其他非重要器官的血管会收缩以节省资源。这就是为什么如果我们吃完东西很快去运动的话，可能会发生痉挛。身体放缓在胃部的血液流动，将关注点全部放在运动上，只有在副交感神经被激活并开始恢复时才允许身体充分代谢食物。一般来说，建议在运动前1小时内不要吃过多的食物。

不仅仅是运动：是给身体加油

运动会使身体发生正向的结构和功能变化，并使身体适应越来越多的需求。这些适应发生在恢复期间。身体需要时间来清除细胞中的废物，允许新的肌肉生成，并形成能量生产必需的因素。[28]运动与运动之间需要时间来让这个过程发生。特别是在第一次开始运动计划时，建议相似肌肉群的运动之间留出一天。比如，如果第一天去跑步，那第二天应该进行另一项活动而不是继续跑步。比如，你可以游泳，做交叉训练或核心运动，或者打网球。在运动之间休息可以让身体为下一次运动积累营养，也可以使身体从运动过程中发生的微观层面的小伤中恢复过来。除了运动之间的适当休息，均衡营养、适当补水和避免极端温度等其他因素也有利于恢复。

关于在运动前、运动中和运动后，正确的碳水化合物与蛋白质的摄入比例以及摄入量存在一些争议。饮食量需要根据运动的强度和类型随时做调整。例如，建议在马拉松等高耐力运动后2小时内摄入碳水化合物来补充失去的能量。某些必需氨基酸（称为支链氨基酸）是蛋白质的组成部分，有助于在运动后建立新的肌肉。[29]人们可以从豆类、南瓜子、巴西坚果、核桃和腰果中获取这些氨基酸。[30]请记住，鉴于大量运动后发生的所有变化，我们需要花时间来恢复身体的平衡。参见图4。

图4 基于植物的支链氨基酸来源

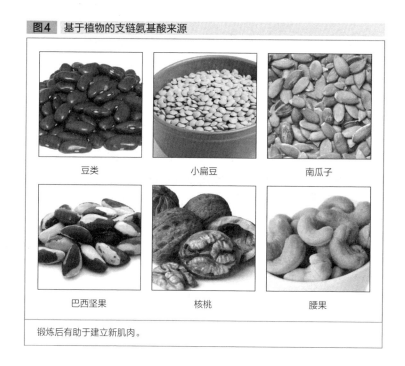

豆类   小扁豆   南瓜子

巴西坚果   核桃   腰果

锻炼后有助于建立新肌肉。

如果没有给身体准备好这样的恢复时间，也没有提供必需的支持，人们就会出现疲劳和肌肉酸痛。如果身体继续承受这样的压力，运动表现就可能下降，人们可能会因此患上过度伸展综合征。过度伸展综合征引起的疲劳和肌肉酸痛可持续2周至2个月，具体取决于严重程度。其他症状可能是失眠、免疫功能障碍增进和过敏恶化。由于糖原储备减少、支链氨基酸减少、氧化应激增加以及激素和免疫系统压力增加，身体很容易受到这种失衡的影响。而在运动之间增加休息时间、补充营养和保持水分通常可以解决这个问题。[31]

如果不能治愈过度伸展综合征，人们可能会加剧失衡并发展出过度训练综合征。过度训练综合征表现为身体机能下降、对训练的兴趣降低、静息心率加快和注意力不集中。随着过度训练，人们还会看到情绪变化、食欲不振以及更容易受伤。即使休息，这些不适也会持续8周至3个月。[31]虽然很少见，但这种过度伸展和过度训练综合征并不只是针对训练有素的运动员才发生的。这种情况可能发生在那些爆发性地进行高水平体育运动的人身上，而他们的身体还没有为这种强度的运动做好准备。在此情况下，其适应能力明显受损，体内平衡受到干扰。这就是为什么我们一直强调要从低强度运动计划循序渐进地过渡到高强度运动计划；在运动之间休息也有助于防止这些有害的变化。参见**图5**。

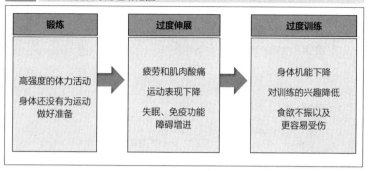

图5 导致过度训练的运动范围

锻炼	过度伸展	过度训练
高强度的体力活动 身体还没有为运动 做好准备	疲劳和肌肉酸痛 运动表现下降 失眠、免疫功能 障碍增进	身体机能下降 对训练的兴趣降低 食欲不振以及 更容易受伤

有氧运动与无氧运动

让我们好好谈谈有氧运动和无氧运动之间的区别。在休息和中低水平运动（有氧运动）期间，人们不会产生乳酸。[32]通常，你可以在这种类型的运动中说话。它高效地为新陈代谢产生能量。

运动训练对于帮助人们延长燃烧脂肪（有氧）的时间而非延长燃烧葡萄糖（无氧）的时间很重要。改善体能会促使身体更有效地利用资源和能量。

判断你是否进入无氧阶段的一个方法是观察呼吸。当呼吸变得更加费力时（表现为你在运动中不能说话），这通常意味着乳酸正在积累，身体正在进入厌氧阶段，并试图释放二氧化碳获得更多的氧气。向无氧代谢的转变平均发生在一个人最大预测心率（MPHR）的85%左右。最大预测心率一般由220减去年龄来确定。参见**图6**。达到最大预测心率的50%～80%更适合燃烧脂肪，但高于最大预测心率的85%更适合耐力运动。许多因素，例如你的训练水平、健康水平以及你拥有的营养资源，都会影响你从有氧运动到无氧运动的过渡。

图6 向无氧代谢转变的平均值

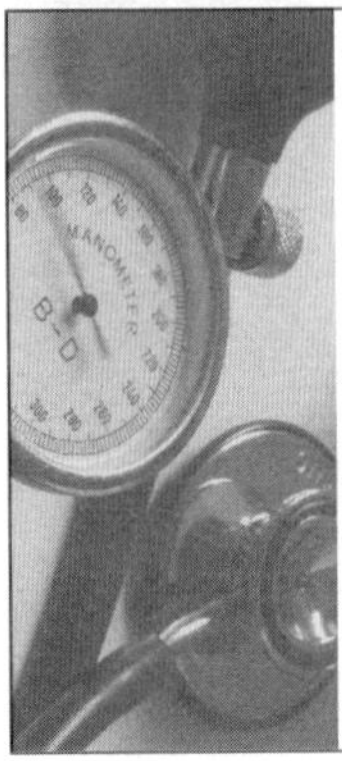

年龄	最大心率85%	
20 岁	**心率 170**	最大预测心率 =220-年龄
30	162	
40	153	大多数人在最大预测心率的85%时转为无氧代谢
50	145	
60	136	
70	128	
80	119	

逐渐增加强度将促进更好的耐受性，并更容易达到更高的有氧区。参加耐力运动之前，请务必与你的医生讨论其安全性，因为运动时间越长、强度越大，你的心脏负担就越大。

游泳

游泳是美国第四大最受欢迎的体育活动，这是极好的提升耐力和抵抗力的运动形式。患有慢性肌肉疼痛或关节疼痛的人通常更倾向于选择游泳。[33]研究显示，对类风湿性关节炎和骨关节炎患者来说，游泳可以改善关节而不会恶化症状。[34,35]它可以使那些有其他慢性病的人有更好的耐力表现。

抗阻运动

抗阻运动也称为力量训练。它侧重于增强肌肉和骨骼强度并促进新陈代谢。[36]美国心脏协会建议在有氧运动中每隔一天进行两次肌肉强化活动。[4]一种抗阻运动是等张运动。等张运动是通过运动关节和改变肌肉长度来收缩肌肉。举重是等张运动的一个例子。举重是增强肌肉张力和体积的好方法。另一种抗阻运动是等长运动。对于等长运动，重点是肌肉的收缩，它没有关节活动，也不改变肌肉长度。等长运动的例子是在一个固定位置上使用自己的体重做重量练习，如平板支撑、瑜伽桥式。参见图7。

图7 等张与等距运动

等张运动
通过运动关节和改变肌肉长度来收缩肌肉

- 举重
- 引体向上
- 仰卧起坐

等距运动
在不改变关节角度或肌肉长度的情况下收缩肌肉

- 平板撑
- 保持深蹲姿势
- 固定的瑜伽姿势

两种类型的抗阻运动或力量训练——专注于增强肌肉/骨骼强度和提高新陈代谢。

等长运动具有治疗作用，因为等长运动能在固定的肢体位置上进行，不需要移动关节。这对老年人大有裨益，因为可以在很小的空间内以坐姿（在轮椅上）进行运动。[37]收缩肌肉，如盆底肌、臀肌、腹肌，即使8小时工作日内一天只做几次，每次只做几分钟，也会有累积效果。

调整的益处

随着身体不断被训练，它的状态也会被调整得更好。这种调整是指心血管系统适应不断增加的运动需求，从而达到让心脏功能更有效的一种状态。随着每搏输出量（每次心跳的血量）的增加，心脏泵血量随之增加。通过运动，细胞的运送能力增强，能够将更多的氧气输送到身体的其他地方。随着训练越来越好，人们的心率会放缓，静息血压也会下降。此外，我们发现，细胞的能量生产者——线粒体数量会随着训练而增加，[38]而随着线粒体数量的增加，人们的身体变得更加节能高效。

人们经常问哪种心血管运动最好。答案是，它们都很好。任何可以帮助人们锻炼肌肉和调节身体的训练都是好的。改变运动的方式非常重要，不要仅仅专注于有氧运动。

激素

运动和激素之间相互作用。通过适度和剧烈的运动，皮质醇水平会增加。皮质醇抑制肌肉生长和修复，并对协调能力产生不利影响。[28]健康和不健康的人运动后皮质醇水平都会增加，但不健康的人的皮质醇水平会更高。皮质醇的增加量随健康水平的提升而下降。[39]

合成代谢激素（增强肌肉的激素）也会随着运动而升高。睾酮被认为是一种合成代谢激素，可以帮助增强肌肉并支持携带氧气的红细胞。抗阻运动和短期高强度间歇运动已证明可以提高睾酮水平。[40]通过运动减肥，尤其是减掉腹部脂肪，也会提高睾酮水平。较高的睾酮水平有助于恢复。由于男性睾酮水平较高，男性比女性恢复得更快。[28]

另一种合成代谢激素是生长激素。生长激素增加肌肉大小和全身含水量。它不仅可以减少体脂，还可以改变体脂的分布。生长激素水平随着运动的强度和持续时间而增加。适度的长时间运动可以使生长激素水平提高10倍。数据表明，与总运动量相比，生长激素与运动峰值强度的相关性更大。因此，运动强度越高，激素水平越高。[41]

因为睾酮和生长激素对肌肉有积极影响并且有助于恢复，所以它们可以帮助肌肉再生。然而，在较低的温度下，两种激素都会受到抑制，因此肌肉恢复时间会增加。另外，随着年龄的增长，睾酮和生长激素都会下降。综合来看，运动是促进两种激素分泌的一种愉快、自然的方式。

运动如何影响身体成分比？

有氧运动和抗阻运动相结合可以对心血管健康产生影响，并可以改善身体成分比。运动可以增加肌肉质量、降低体脂率，这可能是控制炎症的关键，并且对免疫系统有直接影响。[42]正如我们所讨论的，炎症与许多慢性病密切相关，例如糖尿病、高血压、冠状动脉疾病和癌症。

基于内脏脂肪（器官周围的促炎脂肪）和皮下脂肪（位于皮肤下方），分两种经典的体形，一种是梨形，其特点是臀部和臀部周围的皮下脂肪堆积。这种脂肪堆积对人的健康影响较小。而腰部周围的脂肪分布（导致苹果形）更令人担忧，因为它由内脏脂肪和皮下脂肪组成。[42]参见**图8**。研究显示，内脏脂肪可以产生炎症细胞因子（炎症化学物质），警告身体有异物存在。这些脂肪细胞分泌的蛋白质直接导致胰岛素抵抗、血压升高、凝血改变和脂肪酸代谢改变。[43]

图8 体形和脂肪分布分析

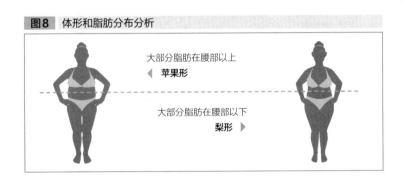

大部分脂肪在腰部以上
◀ **苹果形**

大部分脂肪在腰部以下
梨形 ▶

内脏脂肪也会影响激素平衡。例如，肾上腺激素，如睾酮，可以在脂肪细胞中转化为雌激素。较高水平的雌激素与绝经后乳腺癌的风险增加有关。在内脏脂肪中，非活性可的松向活性皮质醇的转化也会增加。活性皮质醇会促进更多的脂肪堆积，从而导致体重增加，进而加剧激素失衡。[44]但好消息是，内脏脂肪比皮下脂肪更容易受到生活方式改变的影响。生活方式的改变，指中等强度的运动以及饮食调整，可以更有效地减少内脏脂肪而非皮下脂肪。[45]增加摄入营养丰富的食物和避免摄入热量密集的食物可能是一个很好的开始。事实上，当剧烈运动成为日常时，有可能在不减轻体重的情况下减少脂肪（adipose）组织，因为你正在建立瘦肌肉群。[46,47]

几项研究表明，压力是内脏脂肪和皮质醇反应变化的主要因素。[48]皮质醇是当人们受到压力时肾上腺分泌的激素。我们发现，那些因健康、工作或学业有压力的人体内皮质醇水平较高。[49]在一些研究中，压力反应已被证明会促进内脏脂肪的选择性堆积和增加胰岛素抵抗。[50]这向我们表明，压力或皮质醇会促进腹部脂肪堆积。

因此，当你问"我如何减掉我的大肚子呢"，事实上没有简单的答案。我们可以告诉你的是，从营养丰富的饮食计划开始，将减压与平衡锻炼结合起来，包括心血管运动、抗阻运动、平衡和伸展运动。有时，强度较低的运动可以降低压力反应并改善腹部脂肪。参见**关注点2**。

> **关注点2**

当你实施运动计划时，体重秤可能会误导你。通常，生活方式的改变，带给你的不是体重秤上数字的改变，而是腰部和臀部清晰可见的变化。

临床案例1：病人是一名狂热的自行车爱好者，每周骑行超过100英里（约160公里），同时进行其他高强度运动。她改变了饮食以改善她的前驱糖尿病，但仍在努力减肥和降低她的体脂率。后来她腿筋受伤，无法维持高强度运动，她开始了瑜伽和低强度运动。几周后，她注意到她的腰围变小了，体重减轻了8磅（约3.6kg）。同时她还感觉到自己有了更多的能量。

帮助贴士：高强度运动会产生压力。它们需要与较低强度的运动相平衡。瑜伽和普拉提是不错的选择。

临床案例2：病人生活方式是久坐不动，刚开始她绕着大楼步行10000步。随着饮食方式的改变，她在6周内减掉了15磅（约6.8kg），但随后减重停止了。她的身体需要更多的心血管运动——走路已经不够了。然后，她每周增加了3天的间歇训练，结果，她看到了她的体重每周持续减轻1磅（约0.5kg）。

帮助贴士：继续通过训练挑战自己的身体。

棕色脂肪

有趣的是，并非所有的身体脂肪都对健康有害。与白色脂肪不同，棕色脂肪（brown adipose fat，BAT）是一种提高代谢率的脂肪。代谢率表明人们在静止状态下利用了多少能量。棕色脂肪在婴儿体内的含量较高，随着年龄的增长逐渐减少。"棕色"一词来自其含量很高的线粒体，即细胞中的能量生产者。研究表明，将棕色脂肪移植到小鼠体内后，受体小鼠的葡萄糖耐量得到改善，胰岛素敏感性增加，体重减轻，脂肪减少。[51]2012年发表在《自然》（Nature）杂志上的研究表明，适度运动可以将白色脂肪转化为棕色脂肪，并可以提高代谢率和增加产热效应。[52]这表明，白色脂肪可以通过代谢训练让代谢更加活跃。

情绪

运动还可以对情绪、睡眠恢复和能量产生重大影响。抑郁症是一种常见的精神疾病。世界卫生组织估计，全世界有超过3.5亿人受到抑郁症的困扰。寻找治疗这种疾病的工具有积极的意义。本章开头就是一个如何通过运动提高神经递质（neurotransmitters）和内啡肽（endorphins，能量激素）的案例。

内啡肽是体内的类阿片类（opioid-like）化学物质，可以附着在细胞受体上，释放天然止痛药或镇痛剂，同时提升情绪。

研究显示，当人们感到疼痛和承受压力（例如运动）时，就会释放内啡肽。[53]使用正电子发射断层扫描（positron emission tomography，PET）的研究表明，剧烈运动后，类阿片类物质会在大脑的特定区域特异性结合。[54]（运动可以使人兴奋而不会造成伤害！）PET扫描是一种诊断测试，它使用一种放射性示踪剂，该示踪剂与生物活性分子（例如白细胞或葡萄糖分子）挂钩，让人看到组织功能，而不仅仅是解剖结构。

人们释放的内啡肽与劳累程度成正比，它作用于大脑来创造一种快感。这种基于长时间运动的奖励机制被认为是跑步者兴奋的原因。内啡肽还抑制疼痛反应。因此，长时间运动的疼痛往往要等到运动结束后才会显现出来。内啡肽还提高了人们的疼痛阈值，使人们在疼痛时仍然可以运动。

神经递质，如血清素、多巴胺和去甲肾上腺素，都与情绪障碍有关。许多用于治疗抑郁症的药物都针对这些神经递质。一个主流编审项目检查了39项不同的研究，来确定运动对抑郁症的作用。研究发现，运动对于减轻抑郁症状相较于完全不治疗更有效。[55]其他组织，如医学和精神病学协会，建议初级保健医生要提倡运动以帮助减轻抑郁症病人的症状。[56]

一项公共卫生研究表明，集体慢跑可能有助于改善有抑郁症状的青春期女性的状态。[57]她们的神经递质自然升高，睡眠改善了，情绪稳定了，在某些情况下甚至不再需要服药。运动是一种有效的情绪稳定剂，没有药物常见的副作用，比如体重增加和性功能障碍等。

认知

有氧运动最令人兴奋的益处之一是它在提高脑源性神经营养因子（brain-derived neurotrophic factor，BDNF）中的作用。BDNF位于大脑和脊髓中，支持神经元或神经细胞的生长和存活，并提高神经元之间连接的效率。研究表明，BDNF对神经可塑性至关重要，这是大脑在学习和形成记忆过程中适应新挑战的方式。有趣的是，BDNF存在于控制饮食和体重的大脑区域，它很可能在这些问题的管理中也发挥了作用。有氧运动已被证明可以提高BDNF水平并改善神经可塑性。[58]

研究还将BDNF的提升归因于大脑不同部分的体积增加，例如海马体（大脑中处理记忆的部分）以及皮质中的灰质和白质（负责高级功能）。在这个超过30%的医保受益人表现有认知障碍或严重痴呆的时代，运动在预防认知能力下降方面非常有价值。[59]虽不是百分之百确证，但有研究显示，定期运动可能有助于防止与年龄有关的脑容量损失，并对维护认知健康有帮助。[60]

新的运动方式

我们经常听人说"我没有时间运动，谁有1个小时的时间去健身房啊？"事实上，预防胜于治疗——即使每次只做一点点，对未来也影响深远。研究发现，以10分钟为一段，每天最多30分钟（3组），进行中强度运动仍然有利于健康，尤其是当一个习惯久坐不动的人第一次开始运动的时候。[61,62,63]另一种提高训练效率的新方法是高强度间歇训练（HIIT）。这是一种间隔不同恢复时间的重复5秒到8分钟的高强度训练模式。你可以在任何耐力运动中尝试这种间歇训练，例如骑自行车、跑步。这种训练模式已被证明可以降低体脂率、降低血压和静息心率。[64,65]它会降低生物标志物水平，如胆固醇和葡萄糖，并降低炎症标志物IL-6和TNF水平。[66]研究人员认为，当运动强度改变时，这种益处就会体现出来，但是运动的总能量消耗会随之增加。

Tabata是一种流行的高强度间歇训练方法，它利用20秒的高强度运动和10秒的休息交替进行。一套运动（或者1个Tabata）重复这个循环8次，共历时4分钟。你可以根据自己的健身水平，把时间增加到20~60分钟不等。它可以让身体以更高的心率运动，这对心脏有益处。同时，它降低了受伤的可能性，因为这些高心率与运动低强度之间相互平衡。更重要的是，目前没有报告任何不良反应。因为高强度运动花费的时间短，所以它通常还可以降低对关节的冲击风险进而减少伤害。

拉伸和平衡

拉伸和平衡也是不可或缺的运动形式。拉伸能带来柔韧性，柔韧性指的是关节在可触达的最大范围内移动的能力。训练柔韧性可以将肌肉移动得更远、姿势坚持得更久，可以让人们尽可能长时间地利用肌肉功能。我们必须经常训练和使用肌肉，加强肌肉的力量，否则就会失去它们。

平衡有助于防止在其他活动中跌倒和受伤。它可能是健身运动中最被低估和未被充分利用的部分。随着年龄的增长，人们的身体肌肉质量会下降，四肢的神经变得不那么敏感，内耳前庭系统的功能也会减弱。前庭系统协调来自人们感官和神经的信息，它告诉大脑有关运动和空间定向的信息，有助于平衡。这些与年龄增长相关的身体变化增加了人们跌倒的可能。

太极拳、气功、瑜伽等已被证明可以改善身体机能、柔韧性和平衡性。[68]它们通常对慢性病患者的生活质量产生积极影响，改善骨关节炎患者的疼痛，并有助于缓解疲劳和抑郁。

在运动中结合饮食规划的益处

将饮食规划和运动结合起来是减肥必须有的部分，因为两者结合可以减少体脂率并增加肌肉质量。这反过来又提高了代谢率。此外，随着时间的推移，拥有一个最佳的饮食规划和运动计划对于减肥和保持体重至关重要。

运动和骨质流失

一种比心血管疾病和癌症影响更多人的疾病是骨质疏松症或骨骼变薄，这会引发脆性骨折的高风险。50%的更年期女性会患上骨质疏松症。被诊断患有骨质疏松症的人中有20%是男性。髋部骨折比看起来更危险。

长期不活动、功能丧失、有感染风险和瘫痪肢体中潜在的血栓形成风险，都会导致非常高的死亡率。然而，像举重、步行、跑步和瑜伽等都是防止骨质流失的工具。高强度运动可以增强骨骼，而低强度运动也可以保持骨骼强壮。[69]加强性运动，如举重和瑜伽，可以增强肌肉力量、提高平衡性，这对于预防跌倒很重要。

癌症预防

科学证明，规律的运动有助于预防某些癌症。研究人员对乳腺癌和结直肠癌进行了广泛的研究后发现，人们运动得越多，患癌症的风险就越低。[70]此外，我们知道，运动与子宫内膜癌、前列腺癌和肺癌的发病率存在关联。即使被诊断出癌症，运动也能帮助提高50%～60%的存活率，而且运动对乳腺癌和结直肠癌的影响最大。[71]

在一项针对前列腺癌患者的研究中，发现在化疗方案中增加运动可以抵消抑制睾酮以减小肿瘤大小的疗法的后果。化疗方案会阻断睾酮并降低睾酮引发前列腺癌的能力。然而，抑制睾酮会导致肌肉质量下降、功能表现下降和心肺健康水平下降。研究人员发现，在前列腺癌患者的治疗中加入运动后，肿瘤会减缓甚至停止生长，药物的副作用也被避免了。[72]

> **获得园艺种植技能**
>
> 园艺是一项可以提高心率的活动，工作量约为 4.5～6 个 MET（代谢当量）。《美国公共卫生杂志》(*American Journal of Public Health*)研究了园艺对健康的益处，发现它可以帮助人们保持健康的体重。[73]

玩

成年人往往会忘记自由玩耍的作用。在院子里和宠物或孩子玩耍、堆雪人，在院子里跑步、吹泡泡，都是提高心率的活动。即使是玩玩字谜游戏也是一种体力活动和精神刺激。如果你能找到你喜欢的一种活动，就把它变成你生活的一部分吧。

除了快乐地玩耍，笑的作用也被做了研究。我们知道，笑能给人们带来非常好的感觉。研究证明，笑可以通过提高疼痛阈值、提高内啡肽、改善情绪带给人们快乐，笑也可以运动横膈膜。[74]想不到吧，简单的笑就可以运动你的肌肉！

我怎么开始运动？

你可能会问："运动有很多益处，但是我一直觉得很累，我该如何开始运动呢？"这是我们经常听到的问题。如果按照许多专家建议的那样做，那每周运动150分钟可能会让很多人望而却步。你可以从运动10分钟开始。从停车场选择一条更长的路线走着去办公室，在电视插播广告时间站起来做些简单的动作，在工作时坐在椅子上做做凯格尔运动，与孩子或孙子一起玩玩游戏，打开音乐跳跳舞。或者，你可以每天做几次横膈膜呼吸。

尝试佩戴活动追踪器。市场上有各种产品都会计算步数、评估睡眠质量、测量燃烧的卡路里，并记录活动强度。你可以选择符合你需求的设备。

你可以从一个简单的、便宜的计步器开始监控自己的步数。大多数人的目标是每天10000步。佩戴计步器以后，你会惊讶于你一天所走的步数竟然如此之少，特别是如果你是一个办公室职员。说自己一直走路的人，通常每天走2000～3000步。当你发现通过在午餐时间散步、将车停在离门口更远的地方或爬楼梯而不是坐电梯来增加步数是多么容易的时候，你可能会大吃一惊。参见**图9**。

图9 10个推荐的练习

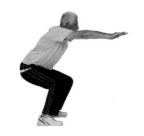

运动通常会成为其他更健康的习惯的延续

1 坐姿胸部伸展
主要针对大腿（股四头肌、腘绳肌）、臀部（臀肌）和小腿的锻炼

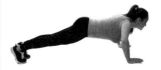

2 俯卧撑
主要针对上半身和核心（腹部／背部）肌肉的锻炼

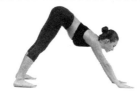

3 下犬式
伸展和加强瑜伽姿势——使身体充满活力——使大脑平静并有助于缓解压力

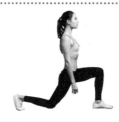

4 前弓步
专注于加强下半身肌肉，提高平衡性、协调性和柔韧性

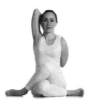

5 坐姿胸部伸展
改善姿势，减少胸部紧绷的肌肉，并有助于加强上半身肌肉以减少脊柱后凸

图9 10个推荐的对齐/姿势练习

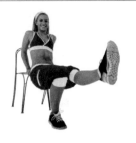

6 坐式臀部运动
坐在椅子边缘，交替将一条腿（弯曲膝盖）尽可能高地抬离地面来加强臀部和大腿肌肉

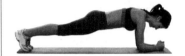

8 平板支撑
一种自由体操运动，可以在对抗自重时锻炼全身，主要集中在核心肌肉上

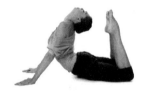

7 俯卧眼镜蛇
俯卧，同时将双臂撑起，双腿向上抬起时，收紧核心

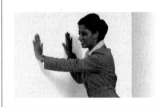

9 门框拉伸
类似于坐姿胸部伸展，但这是站姿。伸展胸部、肩膀和背部

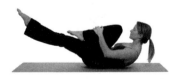

10 直腿抬高
仰卧，抬起一条或两条腿将决定腘绳肌的柔韧性，这会影响姿势和是否存在腰痛

我们的病人对了解自己每天的步数有正向反应，因为这让他们有了目标感。你需要发挥创意，让运动变成有趣的事情，成为你期待的活动。对于那些不怎么走路的人，可以从每天走到街口拐角处开始；然后拐弯到附近走走，并准备向着每周5次每次30分钟的目标努力。

> 👤 **给你的处方**

1. 从低强度运动开始，慢慢来。

2. 改变，并持续挑战自己。改变你的运动方式和强度，让自己变得更强壮。

3. 完整的一套运动不仅仅让你的心率加快，同时也增加耐力、加强你的核心力量。有时候，平衡训练对健康的益处与有氧运动一样重要。恢复也同样重要。

4. 要学会笑！学会玩！

第15章

断食的益处

断食如何重置你的免疫系统

过去几个世纪以来，食物供应日益丰富，导致了人们过度饮食，进餐时间已经从到饭点吃饭转变为全天进食——对某些人来说，甚至是整日整夜进食。我们看到越来越多的肥胖症病例，肥胖症会增加患心血管疾病、癌症和其他慢性病的风险。

如今，人们通常一天吃三顿饭，中间还会吃各种零食。因此，热量摄入居高不下。人们吃进食物，食物会被分解成葡萄糖，为身体供能。身体用不掉的葡萄糖则转化为脂肪。超重的常见解决方案是考虑如何减少体脂：要么通过运动增加热量的消耗，要么通过控制饮食减少热量的摄入。限时断食是一种减少摄入热量时间的方法，即便摄入的热量可能没有大幅减少。[1]

断食是一个古老的概念，它被定义为在一段时间内不吃某些食物或喝某些饮料。从历史上看，断食被用于宗教仪式。人们还将断食作为非暴力抗议的一种形式。

在自然界中，动物常常断食。例如，啮齿动物会在几个小时内进食，然后每天断食约20小时；[2]掠食性动物在大量猎杀后会狼吞虎咽，然后连续几天不吃东西。动物也可能在生病或受伤时断食，只有在治愈危机结束后才摄取营养。

食物摄入体内会被分解成葡萄糖（糖），为身体供能。此时被认为是低酮状态。未使用的葡萄糖会以甘油三酯的形式转化为脂肪。在断食期间，身体没有葡萄糖可用，因此使用甘油三酯并将其分解为游离脂肪酸和甘油。身体使用这些游离脂肪酸作为能量。参见**图1**。此时被认为是高酮状态。酮可以影响生长因子和已知的会影响衰老的分子。例如，酮可以刺激一种生长因子，这种生长因子看似在长期记忆、阿尔茨海默病、精神疾病以及隐性衰老方面发挥着作用。[2]

有几种不同类型的断食。间歇性断食是一个总称，指的是持续12～48小时不摄入热量的时期与定期进食的时期交替。间歇性断食与定期断食不同，后者在2～21天内没有热量摄入。常见的间歇性断食是每周两天将热量摄入减少到500～600千卡，然后正常摄入5天。或者，在7天的时间里，2个24小时周期的热量摄入为零，其他日子正常饮食。限时进食指每天短时间进食。例如，你可能只在白天的6～12小时内进食，而在其他的12～18小时断食。参见**图2**。

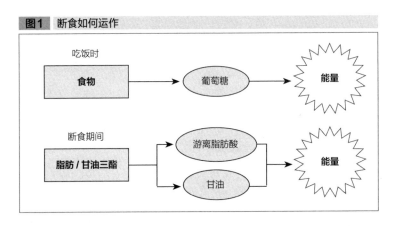

图1 断食如何运作

图2 不同类型的断食

间歇性断食	定期进食	限时进食
隔日断食——每隔一天断食，断食日仅喝水，非断食日正常摄入	2～21天	12小时断食——只在12小时时间段内摄入食物
5:2——每周两天，每天摄入500～600千卡热量，其他时间正常摄入	水断食——由医生进行临床监测	16:8——只在8小时时间段内摄入食物

　　我们是间歇性断食和限时进食的忠实拥护者。乔蒂医生经常间歇性断食，而莫妮卡医生经常限时进食；我们都向我们的病人推荐这些方法。即使总热量摄入不会因为限时进食而减少，但研

究表明，葡萄糖调节（血糖水平）、血压、心率、耐力和腹部脂肪等均有改善。这种益处似乎来自从进食阶段进入断食阶段时发生的新陈代谢的变化。[3]

多项研究着眼于断食如何改善啮齿动物、大型动物甚至人类的健康（尽管迄今为止只有少数关于人类的研究）。通过限时进食，它们（他们）的体重[4,5]、总胆固醇[6,7]、甘油三酯[7,8]和葡萄糖水平[6,9]均有所降低。在大鼠实验中，炎症标志物水平也有所减少。[10]

更有趣的是，在断食期间，似乎可以修复DNA，并去除受损或不需要的颗粒（自噬），以及增加抗氧化保护水平和减少炎症。自噬过程和抗氧化剂的作用都是对抗自由基、氧化剂和癌细胞的关键！[11]在大鼠实验中，断食周期增加了肠道细菌的多样性，这些细菌被认为可以预防肥胖和其他代谢疾病。[12]

断食还可以提升耐力。在一些小动物实验中，断食也被证明可以改善平衡和协调能力。在一项针对男性的实验中，一组进行抗阻训练且不断食，一组仅进行8小时的限时进食，还有一组限时进食的同时进行抗阻训练。研究显示，在30天后，三组男性都减掉了脂肪和体重。有趣的是，仅进行抗阻训练和仅限时进食组没有差异。[13]在一项针对患有轻度认知障碍的老年人的研究中，断食方案随着时间的推移表现出有助于改善语言记忆。[14]

除此之外，在断食期间运动还可以提升运动期间的脂肪燃烧量，并且可能会降低运动后的食欲。从本质上讲，断食可以加强运动的减肥效果。[15,16]

总而言之，断食有以下益处：

- 提高胰岛素敏感性（降低患糖尿病的风险）。

- 减肥、减脂、减腹围。

- 改善血压。

- 改善胆固醇水平。

- 减少氧化应激和炎症。

- 增加细胞碎片的清除（自噬）。

- 提高耐力。

- 改善记忆。

👨‍⚕️ 给你的处方

1. 从12小时断食开始——晚上7:00开始断食到早上7:00。每4周将断食期增加1~2小时。

2. 在开始断食之前，请咨询你的医生，尤其是如果你患有糖尿病并且正在使用胰岛素，让医生评估你的健康状况并在必要时帮助你调整药物治疗。

3. 如果你的医生同意，可以在断食的同时进行运动。

4. 空腹只喝水或茶，这将有助于抑制你的食欲。

　　大多数人都对这个 12 小时断食的简单程度感到惊喜。通常几周后，他们能够将进食时间缩短到每天 8 小时。如果觉得达到 8 小时太难了，也不要担心，尽你所能就好了。断食有很多潜在的益处，建议试一试，看看你是否喜欢你的感受和改变。

第 **16** 章

乐观

"悲观者在每一个机会中都看到了困难，而乐观主义者会在每一个困难中看到机会。"

——温斯顿·丘吉尔

有许多人认为挑战是阻碍人们获得想要的东西的障碍。乐观主义者往往会在这些障碍中看到机会。换句话说，乐观主义者总是相信无论情况如何，都会有积极的收获。乐观主义者会寻找并找到问题的替代解决方案，这些解决方案可能是令人满意的，并且会让人充满力量。

如果把这句话牢记于心，你就可以看到，乐观不仅仅是创造一个好心情，还有很多更深层次的应用。想象一下，这种积极的人生观是如何帮助人们改变对自身健康的看法的。正如前面章节所讨论的，压力是生活的一部分，但如果人们乐观地应对压力呢？如果仅仅是改变处理生活中压力源的方式，就可以影响压力对身体的影响，那会如何呢？

其实，乐观就是一种强大的工具，但它往往未被充分利用。当事情进展顺利时，例如身体健康，那人们都很乐观；但是当健康状况不佳时，人们发现很难保持乐观。许多人认为乐观是遗传的，是生来就有的人生观，我们常能听到病人抱怨"我出生就这样"或"我无法改变我的感受"。但研究表明，尽管有遗传因素，但乐观也是可以培养、成长和发展的。[1]

乐观能改善健康吗？

对83项研究的荟萃分析显示，乐观情绪不仅可以帮助降低抑郁症和心脏病的发病率，而且可以帮助改善癌症和妊娠期的健康状况。[1,2,3]研究发现，乐观主义者面对压力的容忍度更高，新的研究也表明乐观与长寿之间存在关联！[4,5]

这些改善的一个潜在原因是乐观主义者做出了更好的生活方式的选择——他们吃得更好，运动得更多，他们有更多的应对策略来渡过难关，他们有更多解决问题的能力来克服逆境。所有这些信息迫使人们想方设法增加乐观情绪，并使其成为一个有价值的健康工具！

如何成为乐观主义者？

你可能会想，"这固然很好，但是想要拥有积极的情绪和社会关系是一回事，而真正拥有它们却是另一回事。"那么我们如何提高乐观情绪呢？积极心理学（Positive Psychology）领域的先驱马丁·塞利格曼（Martin Seligman）博士在他的《学习乐观主义》（*Learned Optimism*）一书中给出了许多帮助人们变得更加乐观的建议。他探讨的是实践型练习，用来帮助减少消极的自我对话，并对人们看待消极想法和念头的方式提出了质疑。他教导人们在任何情况下都要主动地从消极面转向积极面，从而培养感恩和积极的情绪。参见**关注点1**。

> **关注点1**
>
> ✔ 自言自语是人们头脑中一直在自我批评的声音。你能学会让那个声音消失吗？

如何能够从中获益？大多数人在新年伊始列出清单以期做出改变，但很遗憾，他们往往很快就会恢复旧的习惯。泰勒·本－沙哈尔（Tal Ben-Shahar）是哈佛大学研究员、作家和教授，他在世界各地教授领导力、幸福感和正念，他在接受采访时表示："研究表明，要带来持久的改变，我们需要的是——提醒（reminders）、重复（repetition）和仪式感（rituals）。"在你的手机上设置一个提醒，将注意力转移到你想要纳入日常生活的改变上，定期做这些事情会引发大脑的变化。它训练大脑创造仪式感，使人们不费吹灰之力就能保持习惯。

他的一名学生在其著作《幸福的优势》（*The Happiness Advantage*）和TED演讲"幸福的优势"中概述了可以帮助实现这些改变的工具。

1. 写感恩日记。每天晚上，在没有电视、没有任何背景音乐的情况下，写下三件让你感激和快乐的事情。事情可以很小，例如温暖的毯子、美味的咖啡或午睡。避免使用负面或正面的评论，例如"我今天做得不错"。一定要花一点时间重温它们给你带来快乐的原因。

2. 运动。如果你不经常运动，那么请尝试每天至少运动5分钟。设置一个时钟提醒你每天步行。如果你不能走路，就跳一跳或坐在椅子上动动你的胳膊和腿。这样做两周。然后尽可能增加到8分钟或更长时间。运动可以提高多巴胺，从而提高乐观情绪。[6]

3. 冥想。冥想肯定会降低人们的压力激素皮质醇，并增加积极情绪。大多数人有点害怕冥想，因为他们无法想象他们必须以莲花姿势坐着，闭着眼睛，进入一种超自然的状态。请参阅第181页有关冥想的内容，并尝试其中的一些练习。

4. 练习随机的善举。用午餐或咖啡给某人一个惊喜，对看起来很开心的人表达你的赞美，或者只是在你走过的时候给他一个微笑。

加强积极心理学

世界卫生组织将健康定义为身体、精神和社会康宁的完整状态，而不仅仅是没有疾病。积极心理学在此方面进行了大量研究，它关注的是找出生活中让人们想要保持最佳状态的部分。这反过来又会带来幸福。正是这些部分让每个人快乐地活着。塞利格曼将积极心理学和幸福感分为5个可衡量的核心。[7]在他的著作中，他提议人们摆脱和超越不生病的基本欲求，而朝着幸福的方向努力。乐观和积极的情绪把积极心理、身体健康和最终获得幸福关联起来。

积极心理学有5个核心：

- 积极的情绪。积极的情绪是那些包含更深层次的情感和目的感的情绪，例如感激、宁静、希望、敬畏、兴趣、自豪和愉悦。想想当你看到美丽的自然风景时的感受，你的情绪是怎样的。这些情绪与身体中使人们感觉良好的"沟通者"有关，即多巴胺和血清素。[8]

- 参与度。参与度是指完全沉浸在一项挑战自我和技能的活动或工作中。这也是人们在工作中废寝忘食的那种状态。

- 意义。服务于比我们自身更有意义的事，以此来创造更大的价值，例如为社区服务。

- 关系。与家人、朋友和社区建立牢固的关系。

- 成就。为了成就而努力向上。

就像一座建筑物不能只用一两根柱子支撑起来一样，只有一两个核心也不足以让人们充分享受生活。建筑物需要合适的地基，人也一样。对每个人来说，正确的"地基"是积极心理学的5个核心。例如，为了过上愉快而充实的生活，一个人必须培养社会关系，朝着与激情匹配的目标努力，并在日常层面上找到意义。乐观就是实现这些核心的工具。

触发上火

消极情绪（如抑郁）与炎症标志物增加之间存在联系。[9, 10]抑郁和焦虑的负面情绪也会使压力激素皮质醇升高。[11]从本质上讲，负面情绪给"内火"火上浇油，导致交感神经过度兴奋，持续发出更多炎症的信号。这是常识，是人们努力增加积极情绪来削减消极情绪的另一个原因。

持续性地做这些练习可以帮助大脑找到全新的思考方式。[8]任何一天，都会有一些无法控制的状况使人们感受到压力。正如迈克尔·辛格（Michael Singer）在他的《投降实验》（*The Surrender Experiment*）一书中所说，"事实上，我们每个人都相信事情应该是朝着我们想要的方向发展的，而不曾相信它是创造性力量下的自然结果。"

归根结底，人们唯一能控制的就是自己的思想，它会导致情绪。第243～244页的练习可以给你带来更积极的人生观。更积极的人生观是帮助实现5个核心的基础。通过专注于可以控制的事情——有意识地工作、感谢所拥有的和所处的位置，并让事情顺其自然——你会发现自己变得更加平静和充实。无论你是不是一个天生乐观的人，这些工具对任何人都可能是一个挑战。一天的时间有限，你不可能整天打坐和运动。正如已故的美国弗吉尼亚大学整形外科医生、莫妮卡医生的导师理查德·埃德利希（Richard Edlich）曾经告诉她的那样，"这不是要在印度的一座山上找到平静（和快乐）。那很容易。这是将平静带入此时此地。"具有仪式感的日常教你如何将平静带入生活，随着时间的推移和练习的积累，你一定会对你自然而然的变化感到惊喜。

第**17**章

充电

吃好，玩好，睡好，痊愈

一个健康的身体是一个平衡的身体：压力和痛苦之间的平衡，交感神经的战斗或逃跑和副交感神经的休息和充电系统之间的平衡，以及资源消耗和补充之间的平衡。人们必须保持这种平衡以维持健康——实现体内平衡。

虽然压力是生活的一部分，但大多数人都为自己创造了忙碌的生活——电子产品和过度的工作刺激得人们一心多用，人们每天处理大量的情绪压力，吃得不好，睡眠不足，身体被剥夺了平衡，导致炎症并最终产生疾病。

学习如何保持平衡是一门真正的艺术。通过瑜伽、冥想和运动来给身体充电是必不可少的。吃有营养的食物，放慢脚步，学习从容的美好，这些是平衡生活中所有消耗性压力源的重要步骤。人们生活在一个将压力视为荣誉的世界里，大多数人为自己在很少的睡眠下表现得如此出色而自豪，他们为自己冲、冲、冲的努力心态感到骄傲。然而，最终平衡发生了变化，他们生病了。这是必然的。它发生在许多人身上，也会发生在你身上——除非你改变。而改变是艰难的，因为对于很多人来说，花时间休息和充电是软弱的表现。

这种心态必须改变——因为没有休息和充电，没有这种平衡，身体就无法愈合。

这个过程会很慢，但每天迈出一步：试着花20分钟深呼吸，试着在睡前15分钟把电子产品收起来，试着去散步，试着拒绝加工食品和肉类……你会感觉到不同。

通过这本书，我们为你提供了过好生活所需的工具，使你精力充沛、不生病，使你的身体、微生物群和心灵得到滋养。

花时间玩耍和睡觉吧。好好吃饭吧。

词汇表

黑棘皮病（acanthosis nigricans）：在皮肤皱襞中皮肤呈黑色或棕色变色，例如腋窝、颈部和腹股沟。

腺苷（adenosine）：大脑中的一种神经递质，可以促进睡眠和抑制觉醒。

注意力缺陷多动障碍（attention deficit hyperactivity disorder，ADHD）：一种以难以持续专注、集中注意力、控制行为和多动为特征的疾病。

脂联素（adiponectin）：一种由脂肪细胞产生和分泌的激素，可调节葡萄糖和脂肪的代谢。

肾上腺素（adrenaline）：一种由肾上腺响应压力而释放的神经递质。

有氧运动（aerobic）：一种旨在提高心血管系统吸收和输送氧气效率的运动。

α-亚麻酸（alpha-linolenic acid，ALA）：一种对健康至关重要的脂肪酸，人体不能自行合成，因此必须通过饮食摄入；是形成omega-3脂肪酸的前体。

阿尔茨海默病（alzheimer's disease）：一种记忆丧失形式，是最常见的痴呆形式；以淀粉样斑块为特征。

美国环境医学学会（American Academy of Environmental Medicine）：一个国际组织，它代表医生专门研究环境的相互作用及其对健康的影响。

氨基酸（amino acids）：蛋白质的组成部分。

合成代谢激素（anabolic hormones）：主要负责构建身体的激素。

厌氧（anaerobic）：在运动过程中，当氧气需求无法跟上并形成乳酸时触发。

抗氧化剂（antioxidants）：预防或延缓各类细胞损伤的物质。

体式（asanas）：能够从身体层面获益的瑜伽姿势。

动脉粥样硬化（atherosclerosis）：在动脉壁内和动脉壁上形成斑块积聚。

动脉粥样硬化斑块（atherosclerotic plaque）：血管（动脉）壁上的斑块。

三磷酸腺苷（adenosine triphosphate，ATP）：作为能源来源的许多细胞反应的最终产物。

萎缩（atrophy）：身体组织或器官由于细胞功能退化而造成的衰减。

听觉学习（auditory learning）：通过声音和语言学习新知识的行为。

孤独症（autism）：一种以社交互动、语言和非语言交流困难为特征的疾病，以重复性行为为特征。

自身免疫性疾病（autoimmune disease）：一类涉及免疫系统过度活跃，迫使身体攻击自身组织的疾病。

自主神经系统（autonomic nervous system）：影响内脏器官功能的神经系统的一部分。

Beta脑电波（beta brain waves）：由脑电图模式表现出来的，在人警觉、解决问题、专注于活动或做出判断或决定时的大脑活动。

身体成分（body composition）：计算人体脂肪、肌肉、骨骼和水的百分比。

体重指数（BMI）：身高体重比，将人分为正常体型、超重和肥胖；肥胖与慢性病的发展有关。

脑源性神经营养因子（brain-derived neurotrophic factor，BDNF）：一种支持现有神经元存活的蛋白质，对学习和记忆至关重要。

卡路里（calorie）：1卡路里是将1克水的温度升高1度所需的热量。

热量密度（calorie density）：每重量或每体积所含的热量；按重量或体积计算，高热量密度的食物比低热量密度的食物含有更多热量。

碳水化合物（carbohydrates）：食物中发现的一种营养物质，对能量产生很重要，并形成葡萄糖。

致癌物（carcinogens）：可直接导致癌症的任何物质或化合物。

心导管插入术（cardiac catheterization）：将导管置于血管中的手术；放置在导管中的染料有助于观察心脏周围血管的阻塞情况。

心脏C-反应蛋白（cardiac C-reactive protein）：更具体的心脏炎症测量方法。

心血管疾病/心脏病（cardiovascular disease/heart disease）：涉及心脏和血管的疾病类别。

心血管系统（cardiovascular system）：涉及心脏和血管的身体系统。

类胡萝卜素（carotenoids）：在植物（如水果和蔬菜）中发现的黄色、橙色或红色色素，可为细胞提供抗氧化作用。

酪蛋白（casein）：牛奶和乳制品中的蛋白质。

乳糜泻（celiac disease）：一种遗传易感的自身免疫性疾病，其特征是由于对麸质的严重反应而导致小肠内壁受损。

脑脊液（cerebrospinal fluid）：在大脑和脊柱中发现的透明液体，有保护大脑和脊髓的缓冲作用。

染色体（chromosomes）：细胞核中容纳DNA的结构体。

昼夜节律（circadian rhythm）：可以影响身体、心理和行为变化的24小时周期。

认知（cognition）：通过思考获取知识的过程。

胶原蛋白（collagen）：细胞外空间中的结构蛋白，组成身体组织如软骨、皮肤或肌腱。

艰难梭菌结肠炎（clostridium difficile colitis，C. diff）：一种大肠炎症性疾病，继发于一种名为艰难梭菌的细菌。

结肠癌（colon cancer）：一种影响大肠或直肠的癌症。

结直肠癌（colorectal cancer）：通常是结肠癌的总称。

便秘（constipation）：通常由于脱水而排便困难的情况；与大便硬化有关。

慢阻肺（chronic obstructive pulmonary disease，COPD）：慢性阻塞性肺病；一种以气流受阻和呼吸困难为特征的疾病。

冠状动脉（coronary arteries）：供应心肌的血管。

冠状动脉钙化积分（coronary calcium score）：衡量血管中斑块水平的指标。

皮质醇（cortisol）：肾上腺分泌的一种激素，因压力而释放。

C–反应蛋白（C-reactive protein）：用于测量和监控炎症的血液测

试；非特异性，可能提示身体任何部位有炎症。

细胞因子（cytokines）：与细胞信号传导有关的小蛋白质。

痴呆症（dementia）：一个通用术语，表示精神功能严重下降到影响日常生活。

排毒（detoxification）：去除可能对人体有毒的物质。

脱氢表雄酮（dihydroepiandrosterone，DHEA）：肾上腺分泌的一种激素。

糖尿病（diabetes）：一种被归类为难以消化葡萄糖的疾病；不同类型的糖尿病取决于胰腺是否产生胰岛素；如果空腹血糖水平两次超过7mmol/L或更多，或者HBA1c超过6.5%，则可以进行诊断。

痛苦（distress）：压力对身心的不利影响。

憩室病（diverticulosis）：一种以大肠中存在囊状突起为特征的疾病。

生态失调（dysbiosis）：细菌菌群不平衡的情况。

大肠杆菌（E. coli）：属于正常肠道菌群的革兰氏阴性菌。

初级预防（elementary prevention）：用来预防疾病发作的工具。

内分泌（endocrine）：体内产生激素的系统，调节身体的许多功能，如新陈代谢、生长发育、生殖、性功能、睡眠和情绪。

子宫内膜（endometrial）：与子宫内膜有关的。

内啡肽（endorphins）：由大脑自然产生；它具有类鸦片活性，可以减轻疼痛。

内皮（endothelium）：排列在血管内表面的单细胞层。

肾上腺素（epinephrine）：肾上腺在压力反应过程中释放的一种激

素，可提高心率和血压。

必需脂肪酸（essential fatty acids）：不能从体内产生，必须通过饮食摄入的脂肪；亚油酸和 α-亚麻酸是必需脂肪酸。

良性压力（eustress）：医学博士 Hans Seyle 创造的一个术语，指压力对身心的有益影响。

发酵（fermentation）：涉及将糖转化为气体、酒精或酸的代谢过程。

厚壁菌门（firmicutes）：在肠道中发现的细菌。

类黄酮（flavonoid）：一种存在于水果和蔬菜中的植物性化合物，具有抗氧化功效；类黄酮含量高的常见食物有洋葱、欧芹、蓝莓、香蕉、黑巧克力和红酒。

自由基（free radicals）：压力引发的有害毒素。

果糖（fructose）：一种与葡萄糖结合形成蔗糖的单糖。

功能医学（functional medicine）：以多系统方法治疗疾病为关注点的医学类型；重点研究环境与胃肠、内分泌和免疫系统的相互作用。

半乳糖（galactose）：牛奶和乳制品中的糖分。

一般适应综合征（general adaption syndrome）：身体应对新压力的生理过程。

基因（genes）：遗传的基本单位；由 DNA 组成；它们造就了每个人。

转基因（genetically modified，GMO）：具有经过人工改造的遗传物质的食品或作物。

基因组（genome）：生物体的完整 DNA 集。

无菌宿主（germ-free host）：通常是已经根除所有微生物群的大鼠或小鼠。

生长素释放肽（ghrelin）：一种在触发食欲方面起作用的激素。

葡萄糖（glucose）：糖的总称；为细胞供能；高水平的葡萄糖与糖尿病有关。

谷胱甘肽（glutathione）：一种在肝脏中自然产生的抗氧化剂。

胰岛素抵抗（insulin resistance，IR）：一种身体细胞对胰岛素的作用越来越产生抵抗力的情况。

间质空间（interstitial space）：组织细胞之间充满液体的空间。

肠道渗透性（intestinal permeability）：肠壁减弱。

肠易激综合征（irritable bowel syndrome，IBS）：一种慢性肠道疾病，伴有痉挛、腹胀、便秘和腹泻等症状。

等长（isometric）：关节角度不变的力量训练类型，例如平板支撑。

等张（isotonic）：一种在运动过程中关节角度和肌肉长度发生变化且肌张力保持恒定的运动，例如深蹲、俯卧撑和引体向上。

酮症（ketosis）：碳水化合物的利用率低的代谢过程，能量产生主要来自脂肪来源。

千卡（kilocalorie）：经常用于识别摄入食物所获得的热量。

乳酸（lactic acid）：无氧肌肉代谢的副产品，与不适和酸痛有关。

乳糖（lactose）：由半乳糖和葡萄糖制成的糖，主要存在于牛奶和乳制品中。

低密度脂蛋白（low-density lipoproteins，LDL）：一种与形成斑块有关的胆固醇。

瘦素（leptin）：一种由脂肪细胞产生的激素，可调节饥饿感并使人们感到饱足。

木脂素（lignans）：在植物中发现的化合物，具有抗氧化作用。

亚油酸（linoleic acid，LA）：一种对健康至关重要的脂肪酸，人体无法自行合成，必须通过饮食摄入；omega-6-脂肪酸链的一部分。

脂肪分解（Lipolysis）：脂肪和脂质的分解。

脂多糖（Lipopolysaccharide）：在某些类型的细菌的外膜上发现的分子，可以引发强烈的免疫反应。

狼疮（Lupus）：系统性红斑狼疮的简称，是一种自身免疫性疾病，会影响身体的皮肤、关节和器官。

巨噬细胞（macrophages）：免疫系统的白细胞，与防御外来细胞感染、清除受损细胞和形成斑块有关。

黄斑变性（macular degeneration）：与眼睛视网膜受损有关的疾病；可导致成年人失明和视力障碍。

吸收不良（malabsorption）：以难以从食物中吸收营养为特征。

乳头体（mammillary bodies）：参与认知记忆的大脑部分，例如记住你以前见过某人。

最大预测心率（maximum predicted heart rate，MPHR）：通过从220中减去某人的年龄来计算的度量；达到85%的MPHR与更好的心血管预后相关。

褪黑素（melatonin）：一种促进睡眠的激素。

代谢当量（metabolic equivalent of tasks，MET）：评估身体活动能量消耗的生理指标。

代谢适能（metabolic fitness）：当肌肉更有效地利用其资源时产生

的益处；可以通过葡萄糖耐量和血脂谱间接测量。

新陈代谢（metabolism）：食物转化为能量的过程；通常在体重管理时提到。

微生物组（microbiome）：共享身体的微生物的集体基因组。

微生物群（microbiota）：共享身体的微生物群落。

微生物（microorganisms）：一种单细胞的、微小的生物体。

正念（mindfulness）：一种专注于当下的冥想状态。

线粒体（mitochondria）：细胞和组织的重要组成部分；细胞生存所需的大部分能量是在线粒体中产生的。

单元不饱和脂肪（monounsaturated fat）：一种脂肪酸或脂肪，其中有一个双键，通常存在于橄榄油中。

多发性硬化症（multiple sclerosis）：一种自身免疫性疾病，免疫系统攻击神经的保护层。

髓鞘（myelin sheaths）：神经的保护层，包括大脑和脊髓；允许电脉冲沿神经有效传输。

心肌梗死（myocardial infarction）：心脏斑块脱落，通过限制血液供应对心肌造成损害。

国家睡眠基金会（national Sleep Foundation）：一个拥有睡眠研究和睡眠障碍教育资源的组织。

自然杀伤细胞（natural killer cells）：对病毒感染和肿瘤细胞有反应的白细胞类型。

神经传导（nerve conduction）：电脉冲沿神经的运动。

神经认知障碍（neurocognitive disorder）：一种导致神经系统进行

性恶化的疾病，导致形成新知识以及获取和处理现有知识的能力下降。

神经退行性疾病（neurodegenerative conditions）：针对影响大脑神经元的疾病的一个广义术语。

神经可塑性（neuroplasticity）：神经通路因行为、环境、思维、情绪、损伤和疾病的变化而发生变化的能力。

神经保护（neuroprotective）：具有保护大脑、脊髓和神经的能力。

神经毒素（neurotoxins）：任何可能对神经细胞造成损害的化学物质。

神经递质（neurotransmitters）：通过神经细胞传递信号的化学物质。

一氧化氮（nitric oxide，NO）：扩张血管的气体。

无意义音节（nonsense syllables）：没有意义的音节；用于歌曲、记忆实验或测试。

去甲肾上腺素（norepinephrine）：肾上腺在压力反应过程中释放的一种激素，可提高心率和血压。

肥胖（obesity）：用于定义超重的术语；BMI为$30kg/m^2$或更高的定义为肥胖。

omega-3脂肪酸（omega-3 fatty acids）：分解为二十碳五烯酸（EPA）和二十二碳六烯酸（DHA）的多不饱和脂肪；存在于核桃、奇亚籽和亚麻籽中。

骨关节炎（osteoarthritis）：一种主要由磨损引起的退行性关节炎。

过度伸展综合征（overreaching syndrome）：当训练和恢复之间的平衡不成比例时出现的症状汇总；通常持续两周。

过度训练（overtraining）：恢复明显超过训练，导致一系列症状持续数周至数月。

超重（overweight）：用于定义体重过重的术语；BMI 为 $25 \sim 29.9 \text{kg/m}^2$ 的定义为超重。

氧化应激（oxidative stress）：对身体的压力，会引发有毒化学物质、自由基的形成。

胰腺癌（pancreatic cancer）：一种影响胰腺的癌症。

副交感神经系统（parasympathetic nervous system）：自主神经系统的一个分支，在平静和放松时调节身体的休息和消化系统。

帕金森病（parkinson's disease）：一种以静止性震颤引起的运动障碍为特征的医学疾病。

巴氏杀菌（pasteurization）：一个旨在减少食品中微生物数量的加热过程。

体脂率（percentage body fat）：体内脂肪量和体重的比值。

磷脂酰胆碱（phosphatidylcholine）：在细胞膜上发现的一种脂质。

感光性视网膜神经节细胞（photosensitive retinal ganglion cells）：视网膜上的一种神经细胞，具有光敏感作用。

植物雌激素（phytoestrogens）：与卵巢产生的雌激素结构相似的植物来源的天然物质；可与雌激素受体结合并引起雌激素或抗雌激素作用。

植物营养素（phytonutrients）：植物中的化学物质，可以保护植物免受环境和传染性病原体的侵害；还具有促进健康的特性，例如含有丰富的抗氧化剂和其他抗炎物质。

松果体（pineal gland）：大脑中分泌褪黑素的小内分泌腺。

植物甾醇（plant sterols）：天然存在于谷物、蔬菜、水果、豆类、坚果和种子中的物质，具有降低胆固醇的特性。

斑块（plaque）：由血液中的脂肪、胆固醇、钙和炎症细胞组成的物质；随着时间的推移，可以硬化并阻止富含氧气的血液流动。

血小板聚集（platelet aggregation）：血小板细胞粘在一起助于止血和形成凝块的行为。

多环芳烃（polycyclic aromatic hydrocarbons）：氧气不足时形成的有机化合物；通常在食物高温烹饪时被发现，被认为具有致癌性。

多囊卵巢综合征（polycystic ovary syndrome，PCOS）：一种以胰岛素抵抗为特征的疾病，与女性月经不调、不孕症、血糖异常和毛发过度生长相关。

多元不饱和脂肪（polyunsaturated fats）：具有多个双键的脂肪酸或脂肪；存在于许多植物油中。

正电子发射断层扫描（positron emission tomography）：一种使用放射性染料的成像测试类型，可检测体内疾病。

调息呼吸（pranayama breathing）：控制和扩展呼吸的正式练习。

前驱糖尿病（prediabetes）：血糖轻度升高。

前额叶皮层（prefrontal cortex）：大脑额叶的一个区域，与计划复杂的认知行为、个性表达和决策有关。

防腐剂（preservative）：添加到食品中以帮助防止其因微生物生长或化学变化而腐烂的物质。

益生菌（probiotics）：为补充肠道菌群摄入的微生物。

蛋白质（protein）：由氨基酸组成的大分子。

精神运动表现（psychomotor performance）：运动与感觉或认知过程的协调能力。

受体（receptors）：细胞膜上对特定激素或物质有反应的区域。

REM睡眠（rapid eye movement sleep）：以快速眼球运动为特征的睡眠阶段；被认为是梦境状态。

抗阻运动（resistance）：使肌肉收缩以抵抗外部阻力的运动。

抗性淀粉（resistant starches）：碳水化合物食物中天然存在的一种膳食纤维，可以帮助消化道中有益细菌的生长。

白藜芦醇（resveratrol）：植物因受伤或植物受到真菌或细菌攻击时产生的天然化学物质；在葡萄皮中含量很高。

类风湿性关节炎（rheumatoid arthritis）：一种免疫系统攻击关节的自身免疫性疾病。

皂苷（saponins）：在植物中发现的可以保护植物免受微生物和真菌侵害的化合物。

饱和脂肪（saturated fat）：一种没有双键的脂肪；存在于动物脂肪和许多油中。

血清素（serotonin）：一种被认为可以调节情绪的生化调节剂或神经递质；主要存在于胃肠道。

短链脂肪酸（short-chain fatty acids）：肠道内层厌氧菌发酵纤维的最终产物，已显示出多种有益作用。

摊尸势（sivasana）：完全放松的瑜伽姿势；也称为尸体姿势。

睡眠呼吸暂停（sleep apnea）：由于大脑中氧含量低而导致睡眠中断的疾病。

睡眠碎片（sleep fragmentation）：睡眠障碍，以睡眠阶段中断为特征。

睡眠潜伏期（sleep latency）：从躺下到入睡到所需的时间。

他汀类药物（statins）：降低胆固醇的药物。

中风（stroke）：因大脑供血不畅导致脑细胞受伤甚至死亡的疾病。

每搏量（stroke volume）：每次收缩时从心脏泵出的血液量。

潜意识（subconscious）：没有完全意识到但可以影响行为和感受的那部分思想。

皮下脂肪（subcutaneous fat）：皮肤下的脂肪。

交感神经系统（sympathetic nervous system）：自主神经系统的一个分支，在面临压力和危险时调节身体的战斗或逃跑反应。

交感神经过度驱动（sympathetic overdrive）：对压力反应持续激活的状态。

T细胞（T lymphocytes）：一种白细胞，是免疫系统的一部分，负责抗击感染。

端粒（telomeres）：染色体末端的区域，可保护其免于退化。

三甲胺N–氧化物（trimethylamine N–oxide，TMAO）：一种由肠道细菌形成的物质，可促进血管中斑块的形成。

肿瘤坏死因子（TNF，TNF-α）：由免疫系统响应损伤而释放的一种细胞信号蛋白，参与急性期反应；动员对压力、炎症和感染做出反应的细胞。

毒素（toxins）：对身体有毒的物质。

反式脂肪（trans fats）：化学合成脂肪，可使液体油在室温下呈固态；延长保质期。

甘油三酯（triglycerides）：一种存在于血液中的脂肪；甘油三酯水平高被认为是心脏病的危险因素。

色氨酸（tryptophan）：一种氨基酸，是血清素的前体；被认为是一种必需氨基酸，因为身体无法制造它，所以必须通过饮食摄入。

1型糖尿病（type 1 diabetes）：一种由自身免疫过程引起的葡萄糖代谢紊乱，身体攻击胰岛素分泌细胞，胰腺不能产生胰岛素。

2型糖尿病（type 2 diabetes）：由于身体对胰岛素作用的抵抗力而导致的高血糖水平。

不饱和脂肪（unsaturated fats）：植物油、牛油果和坚果中含有一个或多个双键的脂肪酸或脂肪。

迷走神经（vagus nerve）：一种散布于胃肠道和心脏的神经，是副交感神经系统的重要组成部分。

内脏脂肪（visceral fat）：腹腔内器官周围的脂肪。

世界卫生组织（WHO）：联合国的卫生部门，专注于国际公共卫生。

睡眠瑜伽（yoga nidra）：一种有助于放松的引导冥想形式。

尾注

第4章

1. Selye H. Stress and the general adaptation syndrome. *Br Med J.* 1950;1(4667): 1383–1392.

2. Schneiderman N, Ironson G, Siegel SD. Stress and Health: Psychological, behavioral, and biological determinants. *Annu Rev Clin Psychol*; 2005; 1: 607–628.

3. Donoho CJ, Weigensberg MJ, Emken BA. Stress and abdominal fat: preliminary evidence of moderation by the cortisol awakening response in Hispanic peripubertal girls. *Obesity*; May 2011; 19(5): 946–952.

4. Schbacher K, O'Donovan A, Wolkowitz O et al. Good stress, bad stress and oxidative stress: insights from anticipatory cortisol reactivity. *Psychoneuroendocrinology*; Sept 2013; 38(9): 1698–708.

5. Miller GE, Cohen S, Ritchey AK. Chronic psychological stress and the regulation of pro-inflammatory cytokines: a glucocorticoid–resistance model. *Health Psychol*; Nov. 2002; 21 (6):531–41.

6. Harbuz MS, Chover-Gonzalez AJ, Jessop DS. Hypothalamo-pituitary–adrenal axis and chronic immune activation. Ann. NY *Acad Sci* 2003; 992: 99–106.

7. Epel E, Blackburn EH, Lin J, Dhabhar FS, Adler NE et al. Accelerated telomere shortening in response to life stress. *PNAS*; December 2004; 101 (49): 17312–315.

第5章

1. Top 10 causes of death fact sheet. World Health Organization 5/2014; http://www.who.int/mediacentre/factsheets/fs310/en/

2. Flegal KM, Carroll MD, Kit BK, Ogden CL. Prevalence of obesity and trends in the distribution of body mass index among US adults, 1999–2010. *JAMA*; 2012; 307(5):491–97.

3. https://www.cdc.gov/media/releases/2017/p0718-diabetes-report.html

4. Clinical Guidelines on the Identification, Evaluation, and Treatment of Overweight and Obesity in Adults. *The Evidence Report*. NIH publications. No. 98–4083. September 1998.

5. Vogel R, Corretti M, Plotnick GD. Effect of a single high-fat meal on endothelial function in healthy subjects. *American Journal of Cardiology*; February 1997; 79 (3): 350–354.

6. Shah B, Ganguzza L, Slater J et al. The Effect of a Vegan versus AHA DiEt in Coronary Artery Disease (EVADE CAD) trial: study design and rationale. *Contemp Clin Trials Commun*. 2017 Dec;8:90–98.

7. Estruch R, Ros E, Salas-Salvadó J et al. Primary Prevention of Cardiovascular Disease with a Mediterranean Diet. *N Engl J Med* 2013; 368:1279–1290.

8. Enos WF, Holmes RH, Beyer J. Coronary disease among United States soldiers killed in action in Korea: preliminary report. *JAMA*; 1953; 152: 1090–1093.

9. McNamara JJ, Molot MA, Stremple JF, Cutting RT. Coronary artery disease in combat casualties in Vietnam. *JAMA*; 1971; 216: 1185–1187.

10. Calle E, Rodriguez C, Walker-Thurmond K, Thun MJ. Overweight, obesity, and mortality from cancer in a prospectively studied cohort of U.S. adults. *N Engl J Med*; 2003; 348:1625–1638.

11. Gallup-Healthways Well-Being Index, 2009.

12. Flegal K, Kit B, Orpana H, Graubard B. Association of all-cause mortality with overweight and obesity using standard body mass index: A systematic review and meta-analysis. *JAMA*; Jan 2013. Jan 2;309(1):71–82.

13. Prospective Studies Collaboration. Body-mass index and cause-specific mortality in 900,000 adults: collaborative analyses of 57 prospective studies. *Lancet*. 2009; Mar 28; 373(9669):1083–96.

14. Goldstein DJ, Beneficial health effects of modest weight loss, *Int J Obes Relat Metab Disord*. June 1992: 397–415.

15. CDC. Vital signs: prevalence, treatment, and control of high levels of low-density lipoprotein cholesterol. United States, 1999–2002 and 2005–2008. *MMWR*; 2011; 60(4):109–14.

16. Whelton P, Carey R, Aronow W et al. 2017 ACC/AHA/AAPA/ABC/ACPM/AGS/APhA/ASH/ASPC/NMA/PCNA Guideline for the Prevention, Detection, Evaluation, and Management of High Blood Pressure in Adults: A Report of the American College of Cardiology/American Heart Association Task Force on Clinical Practice Guidelines. *J Am Coll Cardiol* 2018;71:e127-e248.

17. Hubert HB, Feinleib M, McNamara PM, Castelli WP. Obesity as an independent risk factor for cardiovascular disease: a 26-year follow-up of participants in the Framingham Heart Study. *Circulation*; 1983; 67: 968–97.

18. Danner FW. A national longitudinal study of the association between hours of TV viewing and the trajectory of BMI growth among US children. *J Pediatr Psychol*; 2008; 33: 1100-7.

尾注

第6章

1. Robinson CJ, Bohannan BJM et al. From structure to function: the ecology of host-associated microbial communities. *Microbiology and Molecular Biology Reviews*; 9/2010; 74(3): 453–6.

2. Cho I, Blaser MJ. The Human Microbiome: at the interface of health and disease. *Nat Rev Genet.* 2012; 13(4): 260–270.

3. V Hooper LV, Gordon JI. Commensal host-bacterial relationships in the gut. *Science*; 292:1115–1118

4. Ursell LK, Metcalf JL, Parfrey LW, Knight R. Defining the human microbiome. *Nutrition Reviews.* 2012 Aug 1;70(suppl_1):S38–44.

5. Ou J, Carbonero F, Zoetendal EG et al. Diet, microbiota, and microbial metabolites in colon cancer risk in rural Africans and African Americans. *American Journal of Clinical Nutrition.* 2013 Jul 1;98(1):111–20.

6. O'Keefe SJ, Li JV, Lahti L et al. Fat, fibre and cancer risk in African Americans and rural Africans. *Nature Communications.* 2015 Apr 28;6:6342.

7. Tang WH, Wang Zeneng et al., Intestinal Microbial Metabolism of Phosphatidylcholine and Cardiovascular Risk. *NEJM*; 2013; 368: 1575–84.

8. Berk M, Williams LJ, Jacka FN et al. So depression is an inflammatory disease, but where does the inflammation come from? *BMC Medicine*; 2013; 11:200, 1–16.

9. Pussinen PJ, Havulinna AS, Lehto M et al. Endotoxemia is associated with an increased risk of incident diabetes. *Diabetes Care*; 2011;34(2):392–397.

10. Naito E, Yoshida Y, Makino K   et al., Beneficial effect of oral administration of lactobacillus casei strain shirota on insulin resistance in diet-induced obesity mice. *Journal of Applied Microbiology*; 2011;110(3):650–657.

11. Zhang R et al., *J Neuroimmunol*; 2009; (206): 121–4.

12. Emanuele E et al., *Neuroscience Letters*; 2010; 471: 162–5.

13. Vaarala O, Leaking gut in type 1 diabetes. *Curr Opin Gastroenterol*; 2008; 24(6): 701–6.

14. Cani PD, Bibiloni R, Knauf C et al. Changes in gut microbiota control metabolic endotoxemia-induced inflammation in high-fat diet-induced obesity and diabetes in mice. *Diabetes*; 2008;57(6):1470–1481.

15. Vaziri ND. CKD impairs barrier function and alters microbial flora of the intestine: a major link to inflammation and uremic toxicity. *Curr Opin Nephrol Hypertens*; 2012 Nov;21(6):587–92.

16. Stilling RM, Dinan TG, Cryan JF. Microbial genes, brain and behavior-epigenetic regulation of the gut-brain axis. *Genes, Brain and Behavior*; 2014; 13:69–86.

17. Critchfield JW, van Hemert S, Ash M, Mulder L, Ashwood P. The Potential Role of Probiotics in the Management of Childhood Autism Spectrum Disorders. *Gastroenterology Research and Practice.* 2011, Volume 201, Article ID 161358.

18. Strachan DP. Hay fever, hygiene, and household size. *BMJ*; 1989; 299: 1259–1260.

19. Blaser MJ Who are we? Indigenous microbes and the ecology of human diseases. *EMBO 2006*, Rep 7:956–960.

20. Salminen S, Gibson C, Bouley MC et al., Gastrointestinal physiology and function: the role of prebiotics and probiotics. *Br J Nutr*; 1998; 80(Suppl 1):S147–71.

21. Savaiano DA, Abou EA, Smith DE, Levitt MD. Lactose malabsorption from yogurt, sweet acidophilus milk, and cultured milk in lactose deficient individuals. *Am J Clin Nutr*; 1984; 40:1219–23.

22. Goldin BR, Gorbach SR. Clinical indications for probiotics: an overview. Clinical Infectious Diseases; 2008; 46:S96–100.

23. Guandalini S, Pensabene L, Zikri MA et al., Lactobacillus GG administered in oral rehydration solution to children with acute diarrhea: a multicenter European trial. *J Pediatr Gastroenterol Nutr*; 2000; 30:54–60.

24. Hilton E, Kolakowski P, Singer C, Smith M. Efficacy of lactobacillus GG as a diarrheal preventive in travelers. *J Travel Med*; 1997; 4:41–3.

25. Kalliomaki M, Salminen S, Arvilommi H et al. Probiotics in primary prevention of atopic disease: a randomized placebo-controlled trial. Lancet; 2001; 357:1076–9.

26. Goldin BR, Gorbach SR. Clinical indications for probiotics: an overview. *Clinical Infectious Diseases*; 2008; 46:S96–100.

27. Hatakka K, Martio J, Korpela M et al., Effects of probiotic therapy on the activity and activation of mild rheumatoid arthritis—a pilot study. *Scand J Rheumatol*; 2003; 32:211–5.

28. Mandel DR, Eickas K et al., Bacillus coagulans: a viable adjunct therapy for relieving symptoms of rheumatoid arthritis according to a randomized, controlled trial. *BMC Complement Altern Med*; 2010; 10: 1.

29. Liu Y, Tran DQ, Rhoads JM. Probiotics in disease prevention and treatment. *Journal of Clinical Pharmacology*. 2018 Oct;58:S164–79.

第7章

1. Wilson Tang WH, Wang Z, Levison BS et al. Intestinal Microbial Metabolism of Phosphatidylcholine and Cardiovascular Risk. *N Engl J Med* 2013; 368: 1575–1584.

2. Pan A, Sun Q, Bernstein AM et al. Red meat consumption and mortality results from 2 prospective cohort studies. *Arch Intern Med*, 2012;172(7):555–563.

3. Kleinbongard P, Dejam A, Lauer T et al. Plasma nitrite concentrations reflect the degree of endothelial dysfunction in humans. *Free Radic Biol Med*. 2006; 40(2): 295–302.

4. Pereira EC, Ferderbar S, Bertolami MC et al. Biomarkers of oxidative stress and endothelial dysfunction in glucose intolerance and diabetes mellitus. *Clin Biochem*. 2008; 41(18): 1454–1460.

5. Esselstyn CB, Gendy G, Doyle J et al. A way to reverse CAD? *Journal of Family Practice*. July 2014; 63(7): p356–36b.

6. Skog K, Steineck G, Augustsson K, Jägerstad M. Effect of cooking temperature on the formation of heterocyclic amines in fried meat products and pan residues. *Carcinogenesis*, 1995; 16(4): 861–867.

7. Cross AJ, Pollock JR, Bingham SA. Haem, not protein or inorganic iron, is responsible for endogenous intestinal N-nitrosation arising from red meat. *Cancer Res*. 2003; 63(10): 2358–2360.

8. Kromhout D, Bosschieter EB, Coulander CdL. The inverse relation between fish consumption and 20-year mortality from coronary heart disease. *N Engl J Med*, 1985; 312: 1205–1209.

9. Marckmann P, Gronbaek M. Fish consumption and coronary heart disease mortality: a systematic review of prospective cohort studies. *Eur J Clin Nutr*. 1999; 53: 585–90.

10. Cerqueira MT, Fry MM, Connor WE. The food and nutrient intakes of the Tarahumara Indians of Mexico. *Am J Clin Nutr*, 1979; 32: 905–915.

11. Campbell T. *The China Study*. BenBella Books, Inc; 2006.

12. Deopurkar R, Ghanim H, Friedman J et al. Differential effects of cream, glucose, and orange juice on inflammation, endotoxin, and the expression of Toll-like receptor-4 and suppressor of cytokine signaling-3. *Diabetes Care*, May 2010; 33(5): 991–7.

13. Song M, Fung TT, Hu FB et al. Association of animal and plant protein intake with all-cause and cause-specific mortality. *JAMA Internal Medicine*. 2016 Oct 1;176(10):1453–63.

14. Michaëlsson K, Wolk A, Langenskiöld S et al. Milk intake and risk of mortality and fractures in women and men: cohort studies. *BMJ*; 2014; 349: g6015.

15. Sonestedt E, Wirfalt E, Wallstrom P et al. Dairy products and its association with incidence of cardiovascular disease: the Malmo diet and cancer cohort. *Eur J Epidemiol*; 2011; 26: 609–18.

16. Huth PJ, Park KM. Influence of dairy product and milk fat consumption on cardiovascular disease risk: a review of the evidence. *Adv Nutr*; 2012; 3: 266–85.

17. Feskanich D, Willett WC, Stamper MJ, Colditz GA. Milk, dietary calcium, and bone fractures in women: a 12-year prospective study. *Am J Pub Health*; June 1997, 87 (6): 992–7.

18. Bischoff-Ferrari HA, Baron, JA, Burckhardt P et al. Calcium intake and hip fracture risk in men and women: a meta-analysis of prospective cohort studies and randomized control trials. *Am J Clin Nutr*, 2007; 86(6): 1780–90.

19. Weaver, C, Plawecki, K. Dietary calcium adequacy of a vegetarian diet. *American Journal of Clinical Nutrition*; 1994; 1238S–41S.

20. Feskanich D, Willett WC, Stamper MJ, Colditz GA. Protein consumption and bone fractures in women. *Am J Epidemiol*. 1996; 143: 472–79.

21. Dietary guidelines at http://www.health.gov/dietaryguidelines/dga2005/ document/html/appendixB.htm

22. Heaney RP, Weaver CM. Calcium absorption from kale. *AJCN*; 1990; 51: 656–7.

23. Calcium and milk: what's best for your bones and health? *Nutrition Source*, Harvard School of Public Health.

24. Feskanich D, Weber P, Willett WC et al. Vitamin K intake and hip fractures in women: a prospective study. *Am J Clin Nutr*. 1999; 69: 74–79.

25. Booth SL, Tucker KL et al. Dietary vitamin K intakes are associated with hip fracture but not with bone mineral density in elderly men and women. *Am J Cl Nutr*. 2000; 71: 1201–08.

26. Hannan MT, Tucker KL, Dawson-Hughes B et al. Effect of dietary protein on bone loss in elderly men and women: the Framingham Osteoporosis Study. *J Bone Miner Res*. 2000 Dec;15(12):2504–12.

27. Lampe JW. Dairy products and cancer. *J Am Coll Nutr*. 2011; 30(5 Suppl 1): 464S–70S.

28. Genkinger JM, Hunter DJ, Spiegelman D et al. Dairy products and ovarian cancer: a pooled analysis of 12 cohort studies. *Cancer Epidemiol Biomarkers Prev*. 2006; 15: 364–72.

29. Giovannucci E, Rimm EB. Calcium and fructose intake in relation to risk of prostate cancer. *Cancer Res*; 1998; 58: 442–447.

30. Giovannucci E, Liu Y, Platz EA et al. Risk factors for prostate cancer incidence and progression in the Health Professionals Follow-up Study. *International Journal of Cancer*; 2007; 121: 1571–78.

31. Danby FW. Nutrition and Acne. *Clinics in Dermatology*; November–December 2010; 28 (6): 598–604.

32. Campbell, T. *The China Study*. BenBella Books, Inc. 2006, p. 60–61.

33. Michaëlsson K, Wolk A, Langenskiöld S et al. Milk intake and risk of mortality and fractures in women and men: cohort studies. *BMJ*; 2014; 349: g6015.

34. Kumar M, Kumar A, Nagpal R et al. Cancer-preventing attributes of probiotics: an update. *Int J Food Sci Nutr*; 2010; 61: 473–96.

35. US Department of Commerce, US Census Bureau, *The 2012 Statistical Abstract*, report number 217 found at http://www.census.gov/compendia/statab/cats/health_nutrition/food_consumption_and_nutrition.html

36. American Heart Association, found at http://www.heart.org/HEARTORG/GettingHealthy/NutritionCenter/HealthyDietGoals/Sugars-and-Carbohydrates _ UCM_303296_Article.jsp

37. University of Texas, SALSA study, found at http://www.uthscsa.edu/hscnews/ singleformat2.asp?newID=3861

38. University of Texas, SALSA study, found at http://www.uthscsa.edu/hscnews/ singleformat2.asp?newID=3861

39. Swithers S. Artificial sweeteners produce the counterintuitive effect of inducing metabolic derangements. *Trends in Endocrinology and Metabolism*, September 2013; 24 (9): 431–441.

尾注

40. Suez J, Korem T, Zeevi D et al. Artificial sweeteners induce glucose intolerance by altering the gut microbiota. *Nature*; October 2015, 514: 181–186.

41. Aris, A & Leblanc S. Maternal and fetal exposure to pesticides associated to genetically modified foods in Eastern Townships of Quebec. *Reprod Toxicol*. 2011 May; 31(4): 528–33.

42. Centers for Disease Control and Prevention (CDC). Investigation of human health effects associated with potential exposure to genetically modified corn. A report to the US Food and Drug Administration from the Centers for Disease Control and Prevention. *National Center for Environmental Health*; 2001.

43. Ornish D, Scherwitz LW et al. Intensive lifestyle changes for reversal of coronary heart disease. *JAMA*. 1998 Dec 16;280(23):2001–7.

第8章

1. Lee JH, Khor TO et al. Dietary Phytonutrients and Cancer Prevention: NRF2 signaling, epigenetics and cell death mechanisms in blocking cancer imitation and progression. *Pharmacol Ther*, Feb 2013; 137 (2): 153–171.

2. Giovannucci E, Rimm EB et al. A prospective study of tomato products, lycopene and prostate cancer risk. *J Natl Cancer Inst*; 2002 Mar; 694(5): 391–8.

3. Karppi J, Laukkanen JA et al. Serum lycopene decreases the risk of stroke in men. *Neurology*, 2012 Oct; 79(15): 1540–47.

4. Johnson EJ. The role of carotenoids in human health. *Nutr Clin Care*, 2002; Mar-April; 5(2):56–65.

5. Hertog MG, Feskens EJ et al. Dietary antioxidants flavonoids and risk of coronary heart disease: the Zutphen Elderly Study. *Lancet*. 1993; 342: 1007–1011.

6. Knekt P, Jarvinen R et al. Flavonoid intake and coronary mortality in Finland: a cohort study. *BMJ*, 1996; 312: 478–81.

7. Semba RD, Ferrucci L. et al. Resveratrol levels and all-cause mortality in older community-dwelling adults. *JAMA Intern Med*. 2014 July; (174(7): 1077–84.

8. World Health Organization. Diet, nutrition, and the prevention of chronic diseases. Geneva: World Health Organization, 1990.

9. Joshipura KJ, Hu FB, Manson JE et al. The effect of fruit and vegetable intake on risk for coronary heart disease. *Ann Intern Med*. 2001; 134: 1106–14.

10. Leenders M, Sluijs I, Ros MM et al. Fruit and vegetable consumption and mortality: European prospective investigation into cancer and nutrition. *Am J Epidemiol*. 2013; 178: 590–602.

11. Oyebode O, Gordon-Dseagu V et al. Fruit and vegetable consumption and all cause, cancer and CVD mortality: analysis of Health Survey for England data. *J Epidemiol Community Health*; 2014 Sep;68(9):856–62.

12. Dauchet L, Amouyel P, Hercberg S et al. Fruit and vegetable consumption and risk of coronary heart disease: a meta-analysis of cohort studies. *J Nutr*, 2006; 136: 2588–93.

13. Hu FB, Stampfer MJ et al. Dietary intake of alpha-linolenic acid and risk of ischemic heart disease among women. *Am J Clin Nutr*, 1999; 69: 890–7.

14. Liu S, Burin JE et al. A prospective study of dietary fiber intake and risk of cardiovascular disease among women. *JACC 2002*; 39: 49–56.

15. Liu S, Stampfer MJ et al. Whole grain consumption and risk of coronary heart disease: results from the Nurses' Health Study. *Am J Clin Nutr*, 1999; 70: 412–419.

16. Berni Canini R, Di Costanzo M et al. Potential beneficial effects of butyrate in intestinal and extraintestinal diseases. *World J Gastroenterol*, Mar 28, 2011; 17(12): 1519–1528.

17. Ledikwe JH, Blanck HM, Kettel Khan L et al. Dietary energy density is associated with energy intake and weight status in US adults. *Am J Clin Nutr*, 2006; 83: 1362–8.

18. Research to Practice Series No 5, Low-energy-dense foods and weight management: cutting calories while controlling hunger. National Center for Disease Control Prevention and Healthy Promotion.

19. Duncan KH, Bacon JA, Weinsier RL. The effects of high and low energy density diets on satiety, energy intake, and eating time of obese and nonobese subjects. *American Journal of Clinical Nutrition*, 1983; 37: 763–767.

20. Shintani TT, Beckham S, Brown AC, O'Connor HK. The Hawaii Diet: ad libitum high carbohydrate, low fat multi-cultural diet for the reduction of chronic disease risk factors: obesity, hypertension, hypercholesterolemia, and hyperglycemia. *Hawaii Medical Journal*, 2001; 60: 69–73.

21. Ornish D, Scherwitz LW et al. Intensive lifestyle changes for reversal of coronary heart disease. *JAMA*, December 16, 1998—Vol 280, No. 23.

22. Kushi LH, Lenart EB et al. Health implications of Mediterranean diets in light of contemporary knowledge. 1. Plant foods and dairy products. *Am J Clin Nutr*, June 1995, 61: 1407S–1415S.

23. Hu FB, Willett WC. Optimal diets for prevention of coronary heart disease. *JAMA*; 2002 Nov 27; 288(20): 2569–78.

24. de Lorgeril M, Renaud S, Mamelle N et al., Mediterranean alpha-linolenic acid-rich diet in secondary prevention of coronary heart disease. *Lancet*, 1994; 343: 1454–9.

25. Appel L, Moore TJ, Obarzanek E, for the DASH Collaborative Research Group. A clinical trial of the effects of dietary patterns on blood pressure. *N Engl J Med*, 1997; 336: 1117–24.

26. Jacobs DR Jr, Meyer KA, Kushi LH, Folsom AR. Whole-grain intake may reduce the risk of ischemic heart disease death in postmenopausal women: the Iowa Women's Health Study. *Am J Clin Nutr*, 1998; 68: 248–57.

27. Liu S, Stampfer MJ, Hu FB et al. Whole-grain consumption and risk of coronary heart disease: results from the Nurses' Health Study. *Am J Clin Nutr*, 1999; 70: 412–9.

28. Fung TT, Willett WC, Stampfer MJ et al. Dietary patterns and risk of coronary heart disease in women. *Arch Intern Med* 2001; 161: 1857–62.

尾注

29. Hu FB, Rimm EB, Stampfer MJ et al. Prospective study of major dietary patterns and risk of coronary heart disease in men. *Am J Clin Nutr*, 2000; 72: 912–21.

30. Crous-Bou M, Fung TT, Prescott J et al. Mediterranean diet and telomere length in Nurses' Health Study: population based cohort study, *BMJ*, Dec 2014, 349.

31. Mann, T, Tomiyama J, Westling E et al. *American Psychologist*, Vol 62(3), Apr 2007; 220–233.

32. Joshi S, Ostfeld RJ, McMacken M. The Ketogenic Diet for Obesity and Diabetes—Enthusiasm Outpaces Evidence. *JAMA Intern Med.* 2019;179(9): 1163–1164.

33. National Institute of Diabetes and Digestive and Kidney Disease, Weight Control Information Network, found at http://win.niddk.nih.gov/publications/myths.htm

第9章

1. Anitschkov NN. A history of experimentation on arterial atherosclerosis in animals. In: Blumenthal HT ed. *Cowdry's Arteriosclerosis: A Survey of the Problem.* 2nd ed. Springfield Ill: Charles C Thomas; 1967: 21–44.

2. McGill HC. The relationship of dietary cholesterol to serum cholesterol concentration and to atherosclerosis in man. *Am J Clin Nutr*, 1979; 32: 2664–2702.

3. Hu FB, Willett WC. Optimal diets for prevention of coronary heart disease. *JAMA*; 2002 Nov 27; 288(20): 2569–78.

4. Gordon T: The diet-heart idea: outline of a history. *Am J Epidemiol*, 1988; 127: 220–225.

5. Hu FB, Stampfer MJ, Manson JE et al. Dietary saturated fats and their food sources in relation to the risk of coronary heart disease in women. *American Journal of Clinical Nutrition.* 1999 Dec 1;70(6):1001–8.

6. Tang WW, Wang Z, Levison BS et al. Intestinal microbial metabolism of phosphatidylcholine and cardiovascular risk. *New England Journal of Medicine.* 2013 Apr 25;368(17):1575–84.

7. Arnett DK, Blumenthal RS, Albert MA et al. 2019 ACC/AHA guideline on the primary prevention of cardiovascular disease: a report of the American College of Cardiology/American Heart Association Task Force on Clinical Practice Guidelines. *Journal of the American College of Cardiology.* 2019 Sep 2;74(10):e177-232.

8. Dehghan M, Mente A, Zhang X et al. Associations of fats and carbohydrate intake with cardiovascular disease and mortality in 18 countries from five continents (PURE): a prospective cohort study. *Lancet.* 2017 Nov 4;390(10107): 2050–62.

9. Gianos E, Williams KA, Freeman AM, Kris-Etherton P, Aggarwal M. How pure is PURE? Dietary lessons learned and not learned from the PURE Trials. *American Journal of Medicine.* 2018 May 1;131(5):457–8.

10. Satija A, Bhupathiraju SN, Spiegelman D et al. Healthful and unhealthful plant-based diets and the risk of coronary heart disease in US adults. *Journal of the American College of Cardiology.* 2017 Jul 17;70(4):411–22.

11. Sacks FM, Lichtenstein AH, Wu JH et al. Dietary fats and cardiovascular disease: a presidential advisory from the American Heart Association. *Circulation*. 2017 Jul 18;136(3):e1–23.

12. Bhatt DL, Steg PG, Miller M et al. Cardiovascular risk reduction with icosapent ethyl for hypertriglyceridemia. *New England Journal of Medicine*. 2019 Jan 3;380(1):11–22.

13. Kang JX, Leaf A. Antiarrhythmic effects of polyunsaturated fatty acids: recent studies. *Circulation*,1996; 94: 1774–1780.

14. Connor SL, Connor WE. Are fish oils beneficial in the prevention and treatment of coronary artery disease? *Am J Clin Nutr*, 1997; 66(4 suppl): 1020S–1031S.

15. Kromhout D, Bosschieter EB, de Lezenne Coulander C. The inverse relation between fish consumption and 20-year mortality from coronary heart disease. *N Engl J Med*,1985; 312: 1205–1209.

16. Pietinen P, Ascherio A, Korhonen P. et al. Intake of fatty acids and risk of coronary heart disease in a cohort of Finnish men: the ATBC Study. *Am J Epidemiol*, 1997; 145: 876–887.

17. Ascherio A, Rimm EB, Giovannucci EL et al. Dietary fat and risk of coronary heart disease in men: cohort follow-up study in the United States. *BMJ*, 1996; 313: 84–90.

18. Steinberg D, Parthasarathy S, Carew TE et al. Beyond cholesterol: modifications of low-density lipoprotein that increase its atherogenicity. *N Engl J Med*, 1989; 320: 915–924.

19. Mozaffarian D, Rimm EB, Herrington DM. Dietary fats, carbohydrate, and progression of coronary atherosclerosis in postmenopausal women. *Am J Clin Nutr*, 2004; 80: 1175–1184.

20. Mensink RP, Katan MB. Effect of dietary fatty acids on serum lipids and lipoproteins: a meta-analysis of 27 trials. *Arterioscler Thromb*, 1992; 12: 911–919.

21. Harris WS, Mozaffarian D et al. omega-6 fatty acids and risk for cardiovascular disease. *Circulation*, 2009; 119: 902–907.

22. Laaksonen DE, Nyyssonen K, Niskanen L et al. Prediction of cardiovascular mortality in middle-aged men by dietary and serum linoleic and polyunsaturated fatty acids. *Arch Intern Med*. 2005; 165: 193–199.

23. Harris WS, Mozaffarian D et al. omega-6 fatty acids and risk for cardiovascular disease. *Circulation*, 2009; 119: 902–907.

24. Simopoulos AP. An Increase in the omega-6/omega-3 Fatty Acid Ratio Increases the Risk for Obesity. *Nutrients*. 2016;8(3):128.

25. Mensink RP, Katan MB. Effect of dietary trans fatty acids on high-density and low-density lipoprotein cholesterols levels in healthy subjects. *NEJM*, 1990; 323: 439–445.

26. Nestel P, Noakes M et al. Plasma lipoprotein and Lp [a] changes with substitution of elaidic acid for oleic acid in the diet. *J Lipi Res*, 1992; 33: 1029–1036.

27. Katan MB, Zock PL. Trans fatty acids and their effects on lipoproteins in humans. *Annu Rev Nutr*,1995; 15: 473–493.

28. Salmeron J, Hu FB, Manson JE et al. Dietary fat intake and risk of type 2 diabetes in women. *Am J Clin Nutr*, 2001; 73: 1019–1026.

29. Kushi LH, Lew RA, Stare FJ. et al. Diet and 20-year mortality from coronary heart disease: the Ireland-Boston Diet-Heart Study, *N Engl J Med*,1985; 312: 811–818.

30. Hu FB, Stampfer MJ, Manson JE et al. Dietary fat intake and the risk of coronary heart disease in women. *N Engl J Med*, 1997; 337: 1491–1499.

31. Estruch R, Ros E et al. Primary prevention of cardiovascular disease with a Mediterranean diet. *NEJM*, April 2013; 368: 14; 1279–90.

32. Kris-Etherton PM for the Nutrition Committee. *Circulation*;1999;100: 1253–58.

33. Rudel L, Parks J et al. Compared with dietary monounsaturated and saturated fat, polyunsaturated fat protects African green monkeys from coronary artery atherosclerosis. *Arteriosclerosis, Thrombosis, and Vascular Biology*, 1995; 15: 2101-2110.

34. Novick J. https://www.pritikin.com/your-health/healthy-living/eating-right/ 1103-whats-wrong-with-olive-oil.html#.VF5MF_J0yP8

35. Vogel R, Coretti M et al. The postprandial effect of components of the Mediterranean diet on endothelial function. *J Am Coll Card*, 2000; 36: 1455.

36. Trichopoulou A, Barnia C et al. Anatomy of health effects of Mediterranean diet: Greek EPIC prospective cohort study. *BMJ*, 2009; 338: b2337.

37. Assunção ML, Ferreira HS et al. Effects of dietary coconut oil on the biochemical and anthropometric profiles of women presenting abdominal obesity. *Lipids*. 2009 Jul;44(7):593-601.

38. Ros E, Nunez I et al. A walnut diet improves endothelial function in hypercholesterolemic subjects. *Circulation*, 2004; 109: 1609–1614.

39. Fraser G, Sabate J et al. A possible protective effect of nut consumption on risk of coronary heart disease: The Adventist Health Study. *Arch Intern Med*, 1992; 152(7): 1416–1424.37. Assunção ML, Ferreira HS et al. Effects of dietary coconut oil on the biochemical and anthropometric profiles of women presenting abdominal obesity. *Lipids*, Jul; 44(7): 593–601.

40. Sabate J, Fraser GE et al. Effects of walnuts on serum lipid levels and blood pressure in normal med. *NEJM*, 3/1993; 328(9): 603–7.

41. Hu F, Stampfer M et al. Frequent nut consumption and risk of coronary heart disease in women: prospective cohort study. *BMJ*, 1998; 317: 1341.

42. Sabate J, Oda K et al. Nut consumption and blood lipid levels: A Pooled Analysis of 25 Intervention Trials. *Arch Intern Med*, 2010; 170(9): 821–82.

43. Ros E, Nunez I et al. A walnut diet improves endothelial function in hypercholesterolemic subjects. *Circulation*, 2004; 109: 1609–1614.

44. Alpher CM, Mattes RD. Peanut consumption improves indices of cardiovascular disease risk in healthy adults. *J Am Clin Nutr*, 22: 2; 2003.

45. Jenkins D, Kendall C et al. Dose response of almonds on coronary heart disease risk factors: blood lipids, oxidized low-density lipoproteins, lipo-protein(a), homocysteine, and pulmonary nitric oxide. *Circulation.* 2002; 106: 1327–1332.

46. Zatónski W, Campos H, Willett W. Rapid declines in coronary heart disease mortality in Eastern Europe are associated with increased consumption of oils rich in alpha-linolenic acid. *Eur J Epidemiol*, 2008; 23: 3–10.

47. Campos H, Baylin A, Willett WC. Alpha-linolenic acid and risk of nonfatal acute myocardial infarction. *Circulation*, 2008; 118: 339–345.

第10章

1. Sanchez E, Kelley KM. *Herb and Spice History.* Penn State College of Agricultural Sciences, Department of Horticulture, http://extension.psu.edu/plants/gardening/fact-sheets/herbs/herb-and-spice-history/extension_publication_file

2. Kuptniratsaikul V, Dajpratham P et al. Efficacy and safety of curcuma domestica extracts compared with ibuprofen in patients with knee osteoarthritis: a multicenter study. *Clin Interv Aging*, 2014; 9: 451–8.

3. Hu Wang, Tin Oo Khor et al. Plants Against Cancer: A Review on Natural Phytochemicals in Preventing and Treating Cancers and Their Druggability. *Anticancer Agents Med Chem.* 2012 Dec; 12(10): 1281–1305.

4. Fratiglioni L, De Ronchi D, Agüero-Torres H. Worldwide prevalence and incidence of dementia. *Drugs Aging*, 1999 Nov; 15(5):365–75.

5. Yang F, Lim GP, Begum AN et al. Curcumin inhibits formation of amyloid beta oligomers and fibrils, binds plaques, and reduces amyloid in vivo. *J Biol Chem.* 2005 Feb 18; 280(7):5892–901.

6. Hewlings, S, Kalman, D. Cucurmin: A review of its' effects on human health. *Foods.* 2017 Oct; 6(10): 92.

7. Min Y, Kwang HH, et al. Curcumin attenuates adhesion molecules and matrix metalloproteinase expression in hypercholesterolemic rabbits. *Nutrition Research*, Volume 34, Issue 10, October 2014; pp 886–893.

8. Puangsombat K, Smith JS. Inhibition of heterocyclic amine formation in beef patties by ethanolic extracts of rosemary. *J Food Sci.*, 2010 Mar;75(2): T40–7.

9. Khan A, Safdar M et al. Cinnamon improves glucose and lipids of people with type 2 diabetes. 10.2337/diacare.26.12.3215 *Diabetes Care*, December 2003; vol. 26 no. 12 3215–3218.

10. Couturier K, Batandier C. Cinnamon improves insulin sensitivity and alters the body composition in an animal model of the metabolic syndrome. *Arch Biochem Biophys*, 2010 Sep 1; 501(1): 158–61.

11. Cheng SS, Liu JY et al. Chemical polymorphism and antifungal activity of essential oils from leaves of different provenances of indigenous cinnamon. *Bioresour Technol*, January 2006: pp 306–312.

12. Rosti L, Gastaldi G, Frigiola A. Cinnamon and bacterial enteric infections. *Ind J Ped*, 2008, 75: 529–530.

13. Zhu M, Carvalho R, Scher A, Wu CD. Short-term germ-killing effect of sugar-sweetened cinnamon chewing gum on salivary anaerobes associated with halitosis. *J Clin Dent*, 2011, 22: 23–26.

14. Jayaprakasha GK, Jagan Mohan Rao L, Sakariah KK. Volatile constituents from cinnamomum zeylanicum fruit stalks and their antioxidant activities. *J Agric Food Chem* 2003; 51: 4344–4348.

15. Rahman K, Lowe GM. Garlic and cardiovascular disease: a critical review. *J Nutr*, March 2006;136(3):736S–740S.

16. Stevinson C, Pittler MH, Ernst E. Garlic for treating hypercholesterolemia. a meta-analysis of randomised clinical trials. *Ann Intern Med*, 2000;19: 420–9.

17. Breithaupt-Grogler K, Ling M, Boudoulas H et al. Protective effect of chronic garlic intake on elastic properties of aorta in the elderly. *Circulation*, 1997; 96: 2649–55.

第11章

1. Askew EW, University of Utah, healthcare.utah.edu/publicaffairs/news

第12章

1. Sleep at the Wheel: The Prevalence and Impact of Drowsy Driving. *AAA Foundation for Traffic Safety*, November 2010, https://aaafoundation.org/wpcontent/uploads/2018/02/2010DrowsyDrivingReport.pdf

2. Hirshkowitz M, Whiton K, Albert S M, et al. National Sleep Foundation's sleep time duration recommendations: methodology and results summary. *Sleep Health.* 2015 Mar;1(1):40–43.

3. Spiegel K, Leproult R, Van Cauter E. Impact of sleep debt on metabolic and endocrine function. *Lancet.* 1999; 354: 1435–1439.

4. Sleep foundation. www.sleepfoundation.org

5. Vgontzas AN, Zoumakis E et al. Adverse effects of modest sleep restriction on sleepiness, performance, and inflammatory cytokines. *J CLin Endocrinol Metab.* 2004; 89(5): 2119.

6. Tsai K, Hsu TG, Lu FJ et al. Age–related changes in the mitochondrial depolarization induced by oxidative injury in human peripheral blood leukocytes. *Free Radic Res*, 2001; 35: 251–255.

7. Teixeira, K.R.C., dos Santos, C.P et al. Night workers have lower levels of antioxidant defenses and higher levels of oxidative stress damage when compared to day workers. *Sci Rep 9*, 4455 (2019).

8. Everson C, Laatsch CD, Neil H. Antioxidant defense responses to sleep loss and sleep recovery. *Am J Phsiol Regul Integr Comp Physiol*, 2005; 288: R374–383.

9. Liebler DC, Reed DJ. Free-radical defense and repair mechanisms. *Free Radical Toxicology*, edited by Wallace KB. Washington, DC: Taylor & Francis. 1997; p141–171.

10. Everson CA, Laatsch CD, Hogg N. Antioxidant defense responses to sleep loss and recovery. *American Journal of Physiology*, 2005;288 (2):R374–383.

11. Droge W, Breitkreutz R. Glutathione and immune function. *Proc Nutr Soc.*, Nov 2000; 59(4): 595–600.

12. Summala H, Mikkota T. Fatal accidents among car and truck drivers: effects of fatigue. age, and alcohol consumption. From up to date definition and consequences of sleep deprivation, *Hum Factors*. 1994; 36(2): 315.

13. Van Dongen HP, Maislin G, Mullington JM, Dinges DF. The cumulative cost of additional wakefulness: dose–response effects on neurobehavioral functions and sleep physiology from chronic sleep restriction and total sleep deprivation. *Sleep*, 2003; 26(2): 117.

14. Jones M. How little sleep can you get away with? *New York Times Magazine*, April 15,2011.

15. Goel N, Rao H, Durmer JS, Dinges DF. Neurocognitive Consequences of Sleep Deprivation. *Semin Neurol*, 2009: 29(4):320–339.

16. Bonnet MH, Arand DL. We are chronically sleep deprived. *Sleep*, 1995; 18(10): 908.

17. Van Cauter E, Polonsky KS et al. Roles of circadian rhythmicity and sleep in human glucose regulation. *Endocr Rev.*,1997; 18(5): 716–738.

18. Taheri S, Lin L, Austin D, Young T, Mignot E. Short sleep duration is associated with reduced leptin, elevated ghrelin, and increased body mass index. *PLoS Med*, 2004; 1(3):e62

19. Scott EM, Carter AM, Grant PJ. Association between polymorphisms in the clock gene, obesity and the metabolic syndrome in man. *Int J Obes* (Lond), 2008; 32(4): 658–662.

20. Gangwisch J, Heymsfield S, Boden-Albala B et al. Sleep Duration as a Risk Factor for Diabetes Incidence in a Large US Sample. *Sleep*, 2007;30 (12): 1667–1673.

21. Knutson RL. Impact of sleep and sleep loss on glucose homeostasis and appetite regulation. *Sleep Med Clinic*. June 2007; 2(2):187–197.

22. Engle-Friedman M. The effects of sleep loss on capacity and effort. *Sleep Science* (2014), http://dx.doi.org/10.

23. Vgontzaz AN, Liao D. Pejovic S et al. Insomnia with short sleep duration and mortality: the Penn State cohort. *Sleep*, 2010; 33(9):1159.

24. Sleep disorders and sleep deprivation: an unmet public health problem, *Consensus Report*. March 2006. Biomedical and Health Research, Institute of Medicine of the National Academies.

25. Taheri S, Lin L, Austin D, Young T, Mignot E. Short sleep duration is associated with reduced leptin, elevated ghrelin, and increased body mass index. *PLoS Med*, 2004; 1(3):e62.

尾注

26. Nedeltcheva AV, Kilkus JM, Imperial J et al. Insufficient sleep undermines dietary efforts to reduce adiposity. *Annals of Internal Medicine*, 2010;153(7): 435–441.

27. Prince TM, Abel T. The Impact of Sleep Loss on Hippocampal Function. *Learning and Memory*. 2013, 20:558–569.

28. Gais S, Born J. Declarative memory consolidation: Mechanisms acting during human sleep, *Learning and Memory*, 2004, 11: 679–685.

29. Payne JD, Nadel L. Sleep, dreams, and memory consolidation: The role of the stress hormone cortisol. *Learn Mem*, Nov 2004; 11(6): 671-678.

30. Kumar R1, Birrer BV et al. Reduced mammillary body volume in patients with obstructive sleep apnea. *Neuroscience Lett*, 2008 June 27; 438(3): 330–334.

31. Kato M, Roberts-Thompson P, Philips BG, et al. Impairment of endothelium–dependent vasodilation of resistance vessels in patients with obstructive sleep apnea. *Circulation*, 200; 102: 2607–2610.

32. Srinivasan V, Pandi-Perumal SR, Brzezinski A et al. Melatonin Immune function and cancer. *Recent Pat Endocr Metab Immune Drug Discov*, 2011 May; 5(2):107–23.

33. Blask De. Melatonin, sleep disturbance and cancer risk. *Sleep Medicine Reviews*, 2009; 257–264.

34. Hansen J. Increased breast cancer risk among women who work predominantly at night. *Epidemiology*, 2001; (12): 74–77.

35. Feychting M, Osterlund B, Ahlbom A. Reduced cancer incidence among the blind. *Epidemiology*. 1998; (9): 490–494.

36. Chang AM, Aeschbach D, Duffy JF. Evening use of light-emitting eReaders negatively affects sleep, circadian timing, and next –morning alertness. *PNAS* 2015; 112 (4); 1232–1237.

37. Ackermann K, Bux R, Rub U et al. Melatonin synthesis in the human pineal gland. *BMC Neuroscience*. 2007 Mar,8 (1): P2.

38. Cajochen C, Munch M, Kobialka S et al. High sensitivity of human melatonin, alertness, thermoregulation and heart rate to short wavelength light. *J Clin Endo Met*,2005; 90: 1311–1316.

39. Figueiro MG, Bierman A, Plitnick B et al. Preliminary evidence that both blue and red light can induce alertness at night. *BMC Neuroscience*, 2009; 10: 105.

40. Dahl R E, Lewin D S. Pathways to adolescent health sleep regulation and behavior. *Journal of Adolescent Health*, 2002; 31 (6); 175–184.

41. Oakley, Barbara M. *A Mind for Numbers*. New York: Penguin Group. 2014. Print.

第13章

1. Sengupta P. Health Impacts of Yoga and Pranayama: a state–of–the–art review. *Int J Prev Med*, Jul 2012; 3 (7): 444–458.

2. Ricard M, Lutz A, Davidson R. Mind of the meditator. *Scientific American*, 2014: 39-45.

3. Yogananda. *Autobiography of a Yogi*. Los Angeles, California: Self Realization Fellowship. 2006.

4. Gothe NP, Kramer AF, McAuley E. The effects of an 8 week Hatha yoga intervention on executive function in older adults. *J Gerontol A Biol Sci Med Sci*, 2014 Sep; 69(9): 1109–16.

5. Crow EM, Jeannot E, Trewhela A. Effectiveness of Iyengar yoga in treating spinal (back and neck) pain: a systematic review. *Int J Yoga*, 2015; 8(1): 3–14.

6. Banaski J, Williams H, Haberman M. Effect of Iyengar yoga practice on fatigue and diurnal salivary cortisol concentration in breast cancer survivors. *J Am Acad Nurse Pract*, 2011 Mar; 23(3): 135–42.

7. Yadav RK, Magan D, Mehta N. Efficacy of a short- term yoga-based lifestyle intervention in reducing stress and inflammation: preliminary results. *J Altern Complement Med*, 2012 Jul; 18(7): 662–667.

8. Thirthalli J, Naveen GH, Rao MG. Cortisol and antidepressant effects of yoga. *Indian J Psychiatry*, 2013 Jul; 55(3): S405–408.

9. Banasik J, Williams H, Haberman M et al. Effect of Iyengar yoga practice on fatigue and diurnal salivary cortisol concentration in breast cancer survivors. *J AM Acad Nurse Pract*, 2011 Mar; 23(3): 135–42.

10. Bhasin MK, Dusek JA, Chang E-H et al. Relaxation response induces temporal transcriptome changes in energy metabolism, insulin secretion and inflammatory pathways. *PLOS One*. 2013 May 1;8(5):e62817.

11. Creswell JD, Irwin MR, Burklund LJ. Mindfulness–based stress reduction training reduces loneliness and pro–inflammatory gene expression in older adults: a small randomized controlled trial. *Brain Behav Immun*, 2012 Oct; 26 (7): 1095–101.

12. Black DS, Cole SW, Irwin MR et al. Yogic meditation reverses NF-KB and IRF–related transcriptome dynamics in leukocytes of family dementia caregivers in a randomized controlled trial. *Psychoneuroendocrinology*, 2013 Mar; 38(3): 348–55.

13. Chatterjee S, Mondal S. Effect of regular yogic training on growth hormone and dehydroepiandrosterone sulfate as an endocrine marker of aging. *Evidence Based Complementary and Alternative Medicine*. 2014;2014:240581.

14. Sarvottam K, Magan D, Yadav RK et al. Adiponectin, interleukin-6 and cardiovascular disease risk factors are modified by a short–term yoga–based lifestyle intervention in overweight and obese men. *J Alter Complement Med*, 2013 May; 19(5): 397–402.

15. Nidhi R, Padmalatha V, Nagarathna R. Effect of a yoga program on glucose metabolism and blood lipid levels in adolescent girls with polycystic ovary syndrome. *Int J Gynaecol Obstet*, 2012 Jul; 118 (1): 37–41.

16. Sengupta, P. Health impacts of yoga and pranayama: a state-of-the-art review. *Int J Prev Med*, 2012 Jul; 3(7); 444–458.

17. Ghiadone L, Donald AE, Cropley M et al. Mental stress induces transient endothelial dysfunction in humans. Clinical Investigation and Reports. *Circulation*. 2000; 102: 2473–2478.

尾注

18. Sivasankara S, Pollard-Quintner S, Sachdeva PR et al. The effect of a six week program of yoga and meditation on brachial artery reactivity. Do psychosocial interventions affect tones. *Clin Clin Cardiol*, 2006; 29: 393–398.

19. Ornish D, Scherwitz LW, Doody RS. Effects of stress management training and dietary changes in treating ischemic heart disease. *JAMA*, 1983 Jan; 249(1): 54–59.

20. Cramer H, Lauche R, Haller H et al. A systematic review of yoga for heart disease. *European Journal of Preventive Cardiology*, 2015 Mar:22(3): 284–295.

21. Zernicke KA, Campbell TS, Blustein PK. Mindfulness–based stress reduction for the treatment of irritable bowel syndrome symptoms: a randomized wait-list controlled trial. *Int J Behav Med*, 2013 Sept; 20 (3) :385–96.

22. Goyal M, Singh S, Sibinga EMS. Meditation Programs for Psychological stress and Well-being. A Systematic Review and Meta-analysis. *JAMA*, 2014; 174 (3) : 357–468.

23. Jedel S, Hoffman A, Meriman P. A randomized controlled trial of mindfulness-based stress reduction to prevent flare-ups in patients with inactive ulcerative colitis. *Digestion*, 2014; 89(2): 142–55.

24. Lazar, SW, Kerr CE, Wasserman RU, et al. Meditation experience is associated with increased cortical thickness. *Neuroreport*, 2006 Nov; 16 (17): 1893–7.

25. Gottselig JM, Hofer-Tinguely G, Borbely AA, et al. Sleep and rest facilitate auditory learning. *Neurosci*, 2004; 127: 557–561.

26. Liu XC, Pan L, Hu Q et al. Effects of yoga training in patients with chronic obstructive pulmonary disease: a systematic review and metaanalysis. *J Thorac Dis*, 2014 Jun; 6(6): 795–802.

27. Berkowitz B, Clark P. The health hazards of sitting. *Washington Post*. Jan 2014.

28. Singh S, Kyizom T, Singh KP et al. Influence of pranayamas and yoga – asanas on serum insulin, blood glucose and lipid profile in type 2 diabetes. *Indian Journal of Clinical Biochemistry*, 2008; 22(4): 365–368.

29. Manjunatha S, Vempati RP, Ghosh D, Bijlani RL. An investigation into the acute and long–term effects of selected yogic postures on fasting and postprandial glycemia and insulinemia in healthy young subjects. *Indian J Physiol Pharmacol*, 2005; Jul-Sept: 49: (3): 319–24.

30. Singh, G, Singh J. Yoga Nidra: a deep mental relaxation approach. *Br J Sports Med*. 2010; 44: i71–i72.

31. Walton KG., et al. Lowering cortisol and CVD risk in postmenopausal women: a pilot study using the Transcendental Meditation program. *Annals of New York Academy of Sciences*. 2005; 1032: 211–215.

32. Schneider RH. Altered responses of cortisol, GH, TSH and testosterone to acute stress after four months' practice of Transcendental Meditation. *Annals of the New York Academy of Sciences*, 1994; 746: 381–384.

33. Ray IB, Menezes AR, Malur AR, et al. Meditation and coronary heart disease: a review of the current clinical evidence. *The Ochsner Journal*, 2014; 14: 696–703.
34. Schneider RH, Grim CE, Rainforth MV et al. Stress reduction in the secondary prevention of cardiovascular disease: randomized controlled trial of Transcendental Meditation and health education in Blacks. *Circulation: Cardiovascular Quality and Outcomes*, 2012; 5: 750–758.
35. Brook, R D, Appel LJ, Rajagopalan S. Beyond medications and diet: alternative approaches to lowering blood pressure. A scientific statement from the AHA. *Hypertension*. 2013 Jun;61(6):1360–83.
36. Dangwal, Parmesh. *"I Dare!": Kiran Bedi,*:Sangam, 2001. Print.
37. Brewington K. Yoga, meditation program helps city youth cope with stress. *The Baltimore Sun* Feb 2011: n. 2011. Print
38. Sullivan B, Thompson H. "Brain, Interrupted" *The New York Times*. 2013: n. page. Print

第14章

1. Puetz TW. Physical activity and feelings of energy and fatigue: epidemiological evidence. *Sports Med*, 2006; 36(9): 767–80.
2. Conn VS, Hafdahl AR, Brown LM. Meta-analysis of quality of life outcomes from physical activity interventions. *Nurs Res*, 2009; 58(3): 175–83.
3. Garber CE, Blissmer B, Deschenes MR et al. Quantity and quality of exercise for developing and maintaining cardiorespiratory, musculoskeletal, and neuromotor fitness in apparently healthy adults: guidance for prescribing exercise. *Medicine & Science in Sports and Exercise*, 2011.
4. Haskell WL, Lee I-M, Pate RR et al. Physical activity and public health: updated recommendations for adults from the American College of Sports Medicine and the American Heart Association. *Circulation*, 2007; 116 (9):1081–1093.
5. General Physical Activities Defined by Level of Intensity. https://www.cdc.gov/nccdphp/dnpa/physical/pdf/PA_Intensity_table_2_1.pdf
6. Lee IM, Rexrode KM, Cook NR et al. Physical activity and coronary heart disease in women:is "no pain, no gain" passe? *JAMA* .2001; 285(11):1447–54.
7. Manson, JE, Greenland P, LaCroix AZ et al. Walking compared with vigorous exercise for the prevention of cardiovascular events in women. *N Engl J Med*, 2002; 347: 716–25.
8. Seeso HD, Paffenbarger RS Jr., Lee IM. Physical activity and coronary heart disease in men: the Harvard Alumni Health Study. *Circulation*, 2000; 102(9): 975–80.
9. Tanasescu M, Leitzmann MF, Rimm EB et al. Exercise type and intensity in relation to coronary heart disease in men. *JAMA*, 2002:288(16): 1994–2000.
10. US Department of Health and Human Services. 2008 Physical Activity Guidelines for Americans [Internet]. Washington (DC): ODPHP Publication No. UU0036.2008 [cited 2010 Oct 10]. 61p.

11. Healy GN, Dustan DQ, Salmon J et al. Breaks in Sedentary Time: Beneficial Associations with Metabolic Risk. *Diabetes Care*, April 2008; 31: 661–6.

12. Hales, C, Carroll, M, Fryar, C, Ogden, C. Prevalence of Obesity and Severe Obesity Among Adults: United States, 2017–2018, *NCHS Data Brief No. 360*, February 2020.

13. Warren TY, Barry V, Hooker SP et al. Sedentary behaviors increase risk of cardiovascular disease mortality in men. *Med Sci Sports Exerc*, 2010; 42(5): 879–85.

14. Teychenne M, Ball K, Salmon J. Sedentary behavior and depression among adults: a review. *Int J Behav Med*, 2010; 17(4): 246–54.

15. Healy GN, Dustan DQ, Salmon J et al. Television time and continuous metabolic risk in physically active adults. *Med Sci Sports Exerc*, 2008; 40 (4): 639–45.

16. US Department of Health and Human Services. Physical Activity Guidelines Advisory Committee Report, 2008[Internet]. Washington (DC): ODPHP Publication No. U0049. 2008[cited 2010 Sep 24]. 683p. Available from: http://www.health.gov/paguidelines/Report/pdf/CommitteeReport.pdf.

17. Whaley MH. *ACSM'S Guidelines for Exercise Testing and Prescription*, Seventh Edition. Baltimore, Maryland: Lippincott Williams & Wilkins, 2006.

18. Bravata DM, Smith-Spangler C, Sundaram V et al. Using pedometers to increase physical activity and improve health: a systematic review. *JAMA,*.2007; 298(19): 2296–304.

19. Kang M, Marshall SJ, Barreira TV, Lee JO. Effect of pedometer-based physical activity interventions: a meta–analysis. *Res Q Exerc Sport*, 2009: 80 (3): 648–55.

20. Owen N, Healy GN, Matthews CE, Dunstan QW, Too Much Sitting: Population- Health Science of Sedentary Behavior, *Exerc Sports Sci Rev*, July 2010; 35: 105–113.

21. https://www.mayoclinic.org/healthy-lifestyle/weight-loss/in-depth/exercise/art-20050999

22. Ainsworth BE, et al. 2011 compendium of physical activities: A second update of codes and MET values. *Medicine & Science in Sports & Exercise*. 2011;43:1575.

23. Boreham C. *The Physiology of Training*. UK: Elsevier Limited, 2006. Print.

24. Jenkins NT, Witkowski S, Spangenburg EE, Hagberg JM. Effects of acute and chronic endurance exercise on intracellular nitric oxide in putative endothelial progenitor cells: role of NAPDH oxidase. *Am J Physiol Heart Circ Physiol*, 2009 Nov; 297(5): 798–805.

25. McAllister RM, Newcomer SC, Laughlin H. Vascular nitric oxide: effects of exercise training in animals. *Applied Physiology, Nutrition, and Metabolism*, 2008; 33 (1): 173–178.

26. Jungersten L, Ambring A, Wall B, Wennmalm A. Both physical fitness and acute exercise regulate nitric oxide formation in healthy humans. *J Appl Physiol*, 1997; 82: 760–764.

27. De Franceschi MS, Palange AL, Mancuso A et al. Decreased platelet aggregation by shear stress stimulated endothelial cells in vitro: description of a method and first results in diabetes. *Diab Vasc Dis Res*, 2015 Jan;12(1):53–61.

28. Whyte G ed., *Physiology of Training*. Philadelphia: Churchill Livingston Elsevier, 2006.

29. Blomstrand E, Eliasson J, Karlsson HKR, Kohnke R. Branched-chain Amino Acids Activate Key Enzymes in Protein Synthesis after Physical Exercise. *J Nutr*, Jan 2006; 136: 269S–73S.

30. Sowers S. *A Primer on Branched Chain Amino Acids*. Huntington College of Health Sciences, 2009: 1-5.

31. Kreher JB, Schwartz JB. Overtraining Syndrome. *Sports Health*, Mar 2012; 4(2): 128-138.

32. Suleman A. "Exercise Physiology." emedicine.medscape.com. *Medscape*. Jul 2013.

33. Westby MD. A health professional's guide to exercise prescription for people with arthritis: a review of aerobic fitness activities. *Arthritis Care and Res*, 2001; 45(6): 501–511.

34. Hall J, Skevington SM, Maddison PJ et al. A randomized controlled trial of hydrotherapy in rheumatoid arthritis. *Arthritis Care Res*, 1996; 9(3): 206–215.

35. Bartels EM, Lund H, Hagen KB et al. Aquatic exercise for the treatment of knee and hip osteoarthritis. *Cochrane Database of Systematic Review*. 2007; 4: 1–9.

36. Pollock Ml, Franklin BA, Balady GJ et al. Resistance Exercise in Individuals With and Without Cardiovascular Disease. *Circulation*, 2000; 101: 828–833.

37. Ladkowsksi, Edward R. "Are Isometric Exercise a Good Way to Build Strength." Healthy Lifestyle Fitness, *Mayo Clinic*, 25 Nov 2014. Web. 9 Sept. 2014.

38. Menshikova EV, Ritov VB, Fairfull L et al. Effects of exercise on mitochondrial content and function in aging human skeletal muscle. *Gerontol A Biol Sci Med Sci*, June 2006; 61(6): 534–540.

39. Pool HA, Axford JS. The Effects of Exercise on the Hormonal and Immune Systems in Rheumatoid Arthritis, *Rheumatology*, 2001, 40: 610–614

40. Cumming DC, Brunsting LA, Strich G et al. Reproductive hormone increases in response to acute exercise in men. *Medicine and Science in Sports and Exercise*, 198618:369 -373.

41. Saugy M, Robinson N, Saudan C et al. Human growth hormone doping in sport, *Br J Sports Med*. July 2006; 40(Suppl 1): i35–i39.

42. Despres J-P. Obesity body fat distribution and risk of cardiovascular disease. *Circulation*, 2012; 125: 130–1313.

43. Klein S. The case of visceral fat–argument for the defense. *Journal of Clin Invest*, 2004; 113 (11): 1530–1532.

44. Whitworth JA, Williamson PA, Mangos G, Kelly JJ. Cardiovascular Consequences of Cortisol Excess. *Vasc Health Risk Manag*, Dec 2005; 1(4): 291–299.

尾注

45. Artinian NT, Fletcher GF, Mozaffarian D et al. Interventions to promote physical activity and dietary lifestyle changes for cardiovascular risk factor reduction in adults: a scientific statement from the American Heart Association. *Circulation*, 2010: 122: 406–441.

46. Ross R, Bradshaw AJ. The future of obesity reduction: beyond weight loss. *Nat Rev Endocrinology*, 2009: 5: 319–325.

47. Janiszewski PM, Ross R. Physical activity in the treatment of obesity: beyond weight reduction. *Appl Physiol Nutr Metab*, 2007; 32: 512–522.

48. Donoho CJ, Weigensberg MJ, Emken BA et al. Stress and abdominal fat: preliminary evidence of moderation by the cortisol awakening response in Hispanic peripubertal girls. *Obesity*, May 2011; 19(5): 946–952.

49. Donoho CJ, Weigensberg MJ, Emken BA et al. Stress and abdominal fat: preliminary evidence of moderation by the cortisol awakening response in Hispanic peripubertal girls. *Obesity*, May 2011; 19(5): 946–952.

50. Purnell JQ, Kahn SE, Samuels MH et al. Enhanced cortisol production rates, free cortisol, and 11B-HSD-1 expression correlate with visceral fat and insulin resistance in men: effect of weight loss. *Am J Physiol Endocrinol Metab*, Feb 2009; 296(2): E351–E357.

51. Stanford KI, Middelbeek RJW, Townsend KL et al. Brown adipose tissue regulates glucose homeostasis and insulin sensitivity. *J Clin Invest*, 2013; 123(1): 215–223.

52. Bostrom P, Wu J, Jedrychowski MP et al. A PGC1-alpha–dependent myokine that drives brown–fat- like development of white fat and thermogenesis. *Nature*, Jan 2012; 48(7382): 463–8.

53. Carr DB, Bullen BA, Skrinar GS et al. Physical condition facilitates the exercise–induced secretion of beta–endorphin and beta–lipotropin in women. *N Engl J Med*, 1981; 305: 560–563.

54. Boecker H, Sprenger T, Spilker ME et al. The runner's high: opioidergic mechanism in the human brain. *Cerebral Cortex*, 2008 Nov;18(11):2523–31.

55. Cooney GM, Dwan K, Greig CA et al. Exercise for depression. *Cochrane Database of Systematic Reviews*, 12 Sept 2013; Web. 10 Oct 2014.

56. Craft LL, Pernal FM. The benefits of exercise for the clinically depressed. The Primary Care Companion, *J Clin Psychiatry*, 2004; 6(3): 104–111.

57. Nabkasom C, Miyai N, Sootmongkol A, Junprasert S et al. Effects of physical exercise on depression, neuroendocrine stress hormones and physiological fitness in adolescent females with depressive symptoms. *Ment Health Phys Act*, Dec 2009; 2(2): 97–99.

58. Gomez-Pinilla F, Ying Z, Roy R et al. Voluntary exercise induces a BDNF–mediated mechanism that promotes neuroplasticity. *Journal of Neurophysiology*, 2002; 88(5): 2187–2195.

59. Erickson KI, Voss MW, Prakash RS. Exercise training increases size of hippocampus and improves memory. *PNAS*, 2011 Feb;108(7): 3017–3022.

60. Knaepen K, Goekint M, Heyman ME, Meeusen R. Neuroplasticity – exercise–induced response of peripheral brain–derived neurotropic factor. A systematic review of experimental studies in human subjects. *Sports Med*, Sept; 40(9): 765–801.

61. American Geriatric Society Panel on Exercise and Osteoarthritis. Exercise prescription for older adults with osteoarthritis pain: consensus practice recommendations. A supplement to the AGS Clinical Practice Guidelines on the management of chronic pain in older adults. *J Am Geriatr Soc*, 2001; 49(6): 808–23.

62. Haskell WL, Lee IM, Pate RR et al. Physical activity and public health: updated recommendation for adults from the American College of Sports Medicine and the American Heart Association. *Med Sci Sports Exerc*, 2007; 39 (8): 1423–34.

63. Lee IM, Sesso HD, Paffenbarger RS Jr. Physical activity and coronary heart disease risk in men: does the duration of the exercise episodes predict risk? *Circulation*, 2000; 102(9): 981–6.

64. Schoenfeld B, Dawes J. High–intensity interval training: applications for general fitness training. *Strength & Conditioning Journal*, Dec 2009; 31(6): 44–46.

65. Bouri, SZ, Arshadi S. Reaction of resting heart rate and blood pressure to high intensity interval and modern continuous training in coronary artery disease. *Br J Sports Med*, 2010; 44: i20.

66. Croft L, Bartlett JD, MacLaren DP et al. High-intensity interval training attenuates the exercise–induced increase in plasma IL-6 in response to acute exercise. *Appl Physiol Nutr Metab*, 2009; 34.

67. Garber CE, Blissmer B, Deschenes MR et al. Quantity and quality of exercise for developing and maintaining cardiorespiratory, musculoskeletal, and neuromotor fitness in apparently healthy adults: guidance for prescribing exercise. *Medicine & Science in Sports and Exercise*, 43(7):1334–59.

68. Jahnke R, Larkey L, Rogers C , Etnier J, Lin F. A comprehensive review of health benefits of Qigong and tai chi. *AM J Health Promot*, Jul–Aug 2010; 24 (6): c1-c25.

69. "Osteoporosis Exercise for Strong Bones." National Osteoporosis Foundation. https://www.nof.org/patients/treatment/exercisesafe-movement/osteoporosis-exercise-for-strong-bones/.

70. Clague J, Bernstein L. Physical activity and cancer. *Curr Oncol Rep.* 2012; 14(6):550–558.

71. Newton RU, Galvao DA. Exercise in prevention and management of cancer. *Curr Treat Options Oncol.* 2008; 9: 135–146.

72. Braga-Basaria M, Dobs AS, Muller DC et al. Metabolic syndrome in men with prostate cancer undergoing long-term androgen-deprivation therapy. *J Clin Oncol*, 2006; 2 (24): 3979–3983.

73. Zick C, et al. Harvesting More Than Vegetables: The Potential Weight Control Benefits of Community Gardening. *Am J Public Health.* 2013 June; 103(6): 1110–1115.

74. Dolgoff-Kaspar R, Baldwin A, Johnson MS. Effect of laughter yoga on mood and heart rate variability in patients awaiting organ transplantation: a pilot study. *Altern Ther Health Med*, 2012 Sep- Oct; 18(5): 61–6.

尾注

第15章

1. Rothschild J, Hoddy KK, Jambazian P, Varady KA. Time-restricted feeding and risk of metabolic disease: a review of human and animal studies. *Nutr Rev*. 2014;72:308–18.

2. de Cabo R, Mattson MP. Effects of Intermittent Fasting on Health, Aging, and Disease. *NEJM*.2019; 381:2541–2551.

3. Moro T, Tinsley G, Bianco A, et al. Effects of eight weeks of time-restricted feeding (16/8) on basal metabolism, maximal strength, body composition, inflammation, and cardiovascular risk factors in resistance-trained males. *JTransl Med* 2016;14:290–290.4. Patterson RE, Laughlin GA, LaCroix AZ et al. Intermittent fasting and human metabolic health. *J Acad Nutr Diet*. 2015;115(8):1203–1212.

4. Hatori M, Vollmers C, Zarrinpar A et al. Time-restricted feeding without reducing caloric intake prevents metabolic diseases in mice fed a high-fat diet. *Cell Metab*.2012;15:848–860.

5. LeCheminant JD, Christenson E, Bailey BW et al. Restricting night time eating reduces daily energy intake in healthy young men: a short-term cross-over study. *Br J Nutr*.2013;110 (11):2108–13.

6. Farooq N, Priyamvada S, Arivarasu NA et al. Influence of Ramadan-type fasting on enzymes of carbohydrate metabolism and brush border membrane in small intestine and liver of rat used a model. *Br J Nutr*. 2006;96: 1087–1094.

7. Temizhan A, Tandogan I, Docderici O et al. The effects of Ramadan fasting on blood lipid levels. *Am J Med*.2000;109:341–342.

8. Sherman H, Genzer Y, Cohen R et al. Timed high-fat diet resets circadian metabolism and prevents obesity. *FASEB J*. 2012;26 (8): 3493–502.

9. Ziaee V, Razaei M, Ahmadinejad Z et al. The changes of metabolic profile and weight during Ramadan fasting. *Singapore Med J*. 2006;47:409–414.

10. Sherman H, Frumin I, Gutman R et al. Long -term restricted feeding alters circadian expression and reduces the level of inflammatory and disease markers. *J Cell Mol Med*. 2011;15:2745–2759.

11. Longo VD, Mattson MP. Fasting: molecular mechanisms and clinical applications. *Cell Metab*. 2014;19(2):181–192.

12. Zarringpar A, Chaix A, Yooseph S, Panda S. Diet and Feeding Pattern Affect the Diurnal Dynamics of the Gut Microbiome. *Cell Metab*. 2014;20 (6):1006–1017.

13. Hayward S, Outlaw J, Urbina S et al. Effects of intermittent fasting on markers of body composition and mood state. *Journal of International Sports Nutrition*. 2014; 11(Suppl 1):P25 http://www.jissn.com/content/11/S1/P25.

14. Witte AV, Fobker M, Gellner R et al. Caloric restriction improves memory in elderly humans. *Proc Natl Acad Sci USA* 2009;106:1255–1260.

15. Bachman JL, Deitrick RW, Hillman AR. Exercising in the Fasted State Reduced 24-Hour Energy Intake in Active Male Adults. *J Nutr Metab*. 2016; 2016:1984198.

16. Gonzalez JT, Veasey RC, Rumbold PLS, Stevenson EJ. Breakfast and exercise contingently affect postprandial metabolism and energy balance in physically active males. *British Journal of Nutrition.* 2013;110(4):721–732.

第16章

1. Rasmussen HN, Scheirer M, Greenhouse JB. Optimism and Physical Health: A Meta-analytic Review. *Ann Behav Med.* 2009; 37(3):239–256.
2. Conversano C, Rotondo A, Lensi E et al. Optimism and Its Impact on Mental and Physical Well- Being. *Clin Pract Epidemiol Mental Health.* 2010; 6:25–29.
3. Rozanski A, Bavishi C, Kubzansky et al. Association of Optimism with Cardiovascular Events and All-Cause Mortality. A Systematic Review and Meta-analysis. *JAMA Netw Open.* 2019; 2 (9): e191220.
4. Scheier MF, Carver CS. Optimism, coping, and health assessment and implications of generalized outcome expancies. *Health Psychol.* 1985;4(3) 21–47.
5. Lee L, James P, Zevon E et al. Optimism is associated with exceptional longevity in 2 epidemiologic cohorts of men and women. *PNAS,* 2019 Sep 10; 116(37):18357–18362.
6. Sharot T, Guitart-Masip M, Korn CW et al. How dopamine enhances an optimism bias in humans. *Curr Biol.* 2012 Aug 21;22(16):1477–81.
7. Seligman, Martin. *Flourish.* New York, NY. Free Press, 2011
8. Achor, Shawn. *The Happiness Advantage.* New York, NY. Ebury Publishing, 2010.
9. Howren MB, Lamkin DM, Suls J. Association of depression with C-reactive protein, IL-1, and Il-6: a meta-analysis. *Psychosom Med.* 2009; 47:142–147.
10. Dowlati Y, Herrmann N, Swardfager W et al. A meta-analysis of cytokines in major depression. *Biol. Psychiatry.* 2010; 446–457.
11. Pariante CM, Lightman SL. The HPA axis in major depression: classical theories and new developments. *Trends Neuroscience.* 2008;31:464–468.

关于作者

莫妮卡·阿加瓦尔（Monica Aggarwal），2000年毕业于弗吉尼亚州里士满的弗吉尼亚医学院，获得医学学位。从2000年到2003年，她在塔夫茨大学医院进行内科住院医师实习。随后，从2003年到2006年，她继续在巴尔的摩的马里兰大学进行心脏病学研究。

莫妮卡医生现在是佛罗里达大学心血管医学部的临床医学副教授，她还担任综合心脏病学和预防的主任。在她的诊所里，她强调以植物为基底的营养，并经常与她的患者一起使用各种身心技巧，包括瑜伽和冥想。她在佛罗里达大学Shands医院制订了一个著名的植物基底菜单，使患者能够通过改变他们的生活方式来治愈身体。她最近被美国心脏病学会佛罗里达分会评为佛罗里达州"年度心血管研究员"，该分会为她提供了进行营养方面重要研究的资助。

乔蒂·拉奥（Jyothi Rao），1990年毕业于罗格斯大学，主修生物学，并于1994年毕业于新泽西州纽瓦克的新泽西医学院，获得医学学位。从1994年到1997年，她在塔夫茨–新英格兰医疗中心做内科住院医师。1997年以来，她一直从事临床实践。她于2000年在加州大学洛杉矶分校的赫尔姆斯针灸研究所完成了她的医学针灸培训，于2013年完成了美国抗衰老与再生医学学会的功能医学培训。她还是马里兰综合健康大学的讲师。她目前是Shakthi健康和保健中心的医疗主任，获得了内科、抗衰老和再生医学的委员会认证。